慢病康复指南

王晓斌 著

U0271604

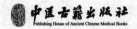
中医古籍出版社
Publishing House of Ancient Chinese Medical Books

图书在版编目（ＣＩＰ）数据

慢病康复指南 / 王晓斌著. -- 北京：中医古籍出
版社, 2018.8
　ISBN 978-7-5152-1683-6

　Ⅰ.①慢… Ⅱ.①王… Ⅲ.①慢性病－中医疗法－指
南 Ⅳ.①R242-62

中国版本图书馆CIP数据核字（2018）第059802号

慢病康复指南

王晓斌◎著

责任编辑　　黄鑫
封面设计　　映象视觉
出版发行　　中医古籍出版社
社　　址　　北京市东直门内南小街16号（100700）
电　　话　　010-64089446（总编室）010-64002949（发行部）
网　　址　　www.zhongyiguji.com.cn
印　　刷　　北京紫瑞利印刷有限公司
开　　本　　710mm×1000mm　1/16
印　　张　　11.5
字　　数　　185千字
版　　次　　2018年8月第1版　2018年8月第1次印刷
书　　号　　ISBN 978-7-5152-1683-6
印　　数　　0001～5000册
定　　价　　39.80元

序 言

　　中国已经进入了老年社会，据统计，中国 60 岁以上的老年人口已达 1.78 亿，占人口总数的 13.26%。老年人口的增加是公共卫生水平提升、营养状况改善及传染病大幅度降低等因素共同作用的结果，说明整个社会文明程度的提高。但是，令人不容忽视的问题是，60 岁以上老年人绝大部分处于"带病生存"状态。很多人被糖尿病、高血压、冠心病、心肌梗死等病长期困扰，虽然长寿但不健康，甚至不少老人需要照顾，成为家庭和社会的负担。

　　每个老年人都希望自己晚年无病无痛，神采奕奕，活力充沛，长命百岁，谁也不愿生病、失能，在床上度过。随着年龄的不断增长，衰老一步步逼近，我们究竟应该如何应对呢？作为新时代的老爸老妈，老年人要加强各方面的生活保健，还要自立，像年轻人一样积极追求美好的生活，既能享受年轻人的活泼和激情，又可享受老年人无忧无虑的天伦之乐。然而，很多老年人由于年轻时忙于工作和学习，无暇顾及身体健康，忽视诸多潜在的致病因素，致使自己过早患上一些老年病、慢性病，身体提前衰老。因此，智慧生活、合理养生显得尤为重要。老年人的健康与生活已成为社会的关注热点，如何让老年人得到更多的关爱，使他们健康地生活，拥有更多的幸福和快乐，是一项亟待解决的社会课题。

　　其实，除了社会的关爱和子女的孝敬，老年人的健康、幸福和快乐最终掌握在自己手中，因为"最好的医生是自己"。想要长寿快乐，一定要懂得关爱自己，养成良好的生活习惯，掌握一定的生活智慧。日常的一些生活习惯或许对身体有益，或许对身体有害，只要我们趋利避害，提高养生与保健技巧，就能获得更多的健康。

　　除了身体上的健康，老年人还应有一个良好的心态。很多百岁老人所总结的各种养生秘诀中，说到最多的就是"开心"二字。任何一个人，只要心情不好，对身体的影响都是负面的，所以老年人一定要乐观豁达。

除了精神上保持愉快以外，我们还可以通过其他的方式来拥有健康愉快的晚年，比如保持良好的饮食习惯和起居习惯，培养自己的兴趣爱好，以爱的眼光去发现和感悟身边美好的人和事等等。这样，你才能够身心健康，发现生活是如此的美好。

《慢病康复指南》就是这样一本老年生活指导用书。本书的特点是内容丰富、通俗易懂、科学实用。全书分为六章，包括健康习惯、慢病知识、生活百科、药食营养、中医养生各方面，内容涉及传统医学、现代医学以及养生学、营养学、心理学、运动学等方面的知识。书中详细介绍了关于老年人如何健康长寿的知识，旨在帮助老年人掌握科学膳食、健康运动知识，学习预防和应对疾病的方法和措施，让老年人从源头起远离疾病因素。

希望本书的出版，能够给老年人带来健康，带来快乐幸福的晚年。祝愿天下中老年朋友"60岁以前没有病，80岁以前不衰老，轻松活过100岁，幸福快乐一辈子"，尽享晚年美好生活。

目 录

第七章 慢病与食疗 ………………………………………… 128

第一章 认识慢病

慢病概述

慢病是慢性非传染性疾病（noninfectious chronic disease，nNCD）的简称，是指长期不能自愈的，并且几乎不能被治愈的一类疾病。在我国，最常见的慢性病有心脑血管疾病、糖尿病、慢性肾脏病、肿瘤、慢性呼吸系统疾病等，它们有着发病率高、知晓率低和控制率低的共同特点。

尽管慢性病危害严重，但我们并非无能为力，无论是世界各国调查数据或是世界卫生组织（world health organization，WHO）报告均证实：慢性病可防可控，80% 的心脏病、脑卒中、Ⅱ型糖尿病和 40% 的肿瘤是可以防治的。

而慢性病的防控，不仅仅是卫生部牵头完成的医疗工作，2012—2015 年慢性病防治工作规划就联合了科技部、环境保护部、教育部、体育总局等 15 个部委。做好慢性病的防控，有必要引入科学高效的管理机制，整合资源，优化流程，利用有限的社会资源实现最佳的防控效果。所以，如何管理慢性病是整个慢性病防治工作的关键。

慢病演变过程

从慢性病的演变过程而言，它的发展可以分为三个阶段。第一个阶段为单纯的不健康的生活方式阶段。该阶段为疾病前期，处于此阶段的人尚未患有任何慢性疾病，但已经有一些不健康的生活方式，如不良饮食习惯、体力活动不足、吸烟等。对此阶段的人群应积极进行干预，改变不良的生活方式和习惯。通过生活方式的改变，减少患慢性病的概率。这个阶段若未给予干预措施，人体则可能会在上述危险因素持续作用下逐步出现生物学指标的异常，进一步发生脏器的器质性改变，而进入第二阶段。慢性病的第二个阶段是生物学指标异常的阶段。进入该阶段后，人体已经出现血压、血糖、血脂、尿蛋白阳性等指标的变化，进入了疾病阶段，但此时患者不一定有明显的症状。在此阶段，疾病需要通过药物及生活方式的改变来控制。由于慢性病的特点，治疗往往需要持续终身。若疾病未得到治疗或未得到正规及持续的治疗，高血压、糖尿病等慢性病将对心、脑、肾等靶器官逐渐造成不可逆的损害，出现冠心病、脑梗死、肾功能衰竭等多种并发症，严重影响患者的预期寿命和生活质量，进入到慢性病的第三个阶段。第三个阶段即是慢性病晚期。此时，患者已罹患慢性病多年，甚至患有多种慢性病，而各种慢性病已发展到中晚期，出现了诸如慢性肾衰竭、慢性肺源性心脏病、冠状动脉粥样硬化性心脏病、慢性心功能衰竭等降低患者劳动行为能力的并发症。此时治疗效果差，而且患者生活质量也差，治疗的目的只能是延长患者的生存时间，减少患者的痛苦和提高患者的生活质量。

慢病发病特点

1. 慢性病起病隐匿，诊断时间往往较晚，易错过最佳的治疗和控制时间。调查显示，多种慢性病的患者知晓率低，因为患者在疾病早期可能没有明显的症状或者只有较轻微的非特异性症状，患者又没有定期体检的健康习惯，就导致了知晓率低、就诊时间晚的社会现象。我们需要加强健康知识宣传和培训，提高群众的健康意识，才能提高早期诊断率，做到早期治疗。

2. 慢性病病程长，病情迁延，难以治愈，即"只能控制，不能断根"。患者对治疗疾病的认识往往局限于"根治"，甚至有部分患者对"断根"有着疯狂的迷恋，患者因为相信"断根"的药物而上当受骗的例子在我们身边更是数不胜数。但慢性病正是一群不能"根治"的疾病，需要长期不间断的治疗，药物通常只能达到控制的目的，慢性病患者需要在心理上接受，疾病是自己难以分离的一部分这个现实。所以，如何让不同的患者接受长期治疗，不能治愈的治疗模式，有可能需要心理学家的参与，也是患者康复过程中亟待解决的问题之一。

3. 各种慢性病的数据均提示患病率高，知晓率、治疗率、控制率低。2002 年的调查数据显示，我国高血压患者的知晓率为 30.2%，治疗率仅 24.7%，控制率仅 6.1%。虽然该数据较 1991 年的调查数据已明显增高，但仍远远低于发达国家的水平，如美国的高血压患者的知晓率、治疗率和控制率分别为 70%、59% 和 34%。所以，提高我国各种慢性病的控制质量还任重道远。

4. 大多数慢性病患者早期无不适，但病情逐步进展会出现多种并发症。各种并发症致残率高、死亡率高。如糖尿病患者的晚期血管并发症，糖尿病足或脑卒中后遗症，严重影响了患者的生存质量，增加了社会医疗负担。减少晚期并发症的发病率需要从患病早期开始严格控制血糖。数年甚至数十年的良好控制不仅仅是高超的医疗水平能够解决的，更需要的是对慢性病患者长期规范的康复教育管理。

慢病危害

《中国慢性病报告》指出，慢性病多为终身性疾病，预后差，常伴有严重并发症及残疾，使存活者的生命质量大大降低。以糖尿病为例，患者肾功能衰竭发生率比非糖尿病患者高 17 倍。2001 年对我国 30 个省市大医院住院的糖尿病病人调查结果显示：73% 糖尿病患者患有多种并发症，其中 60% 患者合并高血压及心脑血管病变，1/3 患者合并糖尿病肾病，另有不少患者合并眼病。目前，我国由慢性病引起的失能及其生命年损失已达 70%。2001 年，中国前十位主要死因中，心脑血管病、慢性阻塞性肺部疾患及恶性肿瘤等慢性病居前三位。全国第三次死因调查显示，慢性非传染性疾病占我国人群死因比例已从 1973 年的 53% 上升至目前的 85%。每年约 370 万人因慢性非传染性疾病过早死亡。2011 年 5 月 28 日在重庆举行的第二届中国慢性病预防控制管理论坛上，时任卫生部疾病预防控制局副局长孔灵芝说，心脑血管疾病、恶性肿瘤、慢性呼吸系统疾病、糖尿病等慢性非传染性疾病已成为当今世界的头号杀手，目前全世界死亡和残废的原因超过 60% 是慢性病引起的。

2011 年世界银行发布的一份《创建健康和谐生活：遏制中国慢性病流行》报告称，慢性病已成为中国的头号健康威胁，如果不加以有效的控制，慢性病不仅会加剧预期的劳动力短缺，还会危及人力资本的质量，进而增加未来中国出现经济减速的概率，并对社会构成严重的挑战。世界银行在报告中指出，癌症、糖尿病、心血管疾病、慢性呼吸道疾病为中国的四种主要慢性病。慢性病已成为中国的主要死亡杀手，每年全国死亡总人数约 1030 万，其中超过 80% 由慢性病所致。报告还指出，中国人当前的健康寿命（即没有疾病和残疾困扰的健康年数）

仅为 66 岁，比二十国集团一些主要成员国少 10 岁。慢性病死亡率高于二十国集团的其他主要成员国：脑卒中死亡率比日本、美国和法国高 4 到 6 倍，慢性阻塞性肺部疾病死亡率约为日本的 30 倍。报告指出，在未来 30 年（2010—2040 年）内，如果中国每年能将心血管病死亡率降低 1%，所产生的总体经济效益就相当于 2010 年中国实际 GDP 的 8%，超过 10.7 万亿美元。报告认为，未来 10 年对于中国防控慢性病流行来说，是一个关键时期。只要根据国情采取国际上证明有效的良好做法，中国大部分的慢性病负担都是可以避免或控制的。

以高血压病为例，高血压病是一类严重威胁人类生命健康的慢性疾病，目前尚无根治的方法，需要通过终生服药治疗使血压维持在正常范围。治疗高血压不仅需要控制血压，还应提高患者的生存质量。老年高血压患者的患病时间较长，降压药物的终身服用及额外的医疗开支导致生活经济来源紧张，随着时间推移，疾病程度不断加重，他们既不能为家人解忧，也帮不了做重体力劳动，家庭地位的调整和角色的改变均加重了患者的心理压力，获得家庭内支持将更加困难，而长时间大量消耗家庭经济资源和劳动力资源，家庭功能障碍便容易显现出来，这些均对老年高血压患者产生躯体及心理上的影响，进而影响生存质量。

慢病发病趋势

根据世界卫生组织报告，2005 年全球总死亡人数为 5800 万，其中近 3500 万人死于慢性病，而中国慢性病的死亡人数占了 750 万。从过去 30 年的变化来看，因为卫生条件的改善和国家的持续大量投入，传染性疾病与母婴疾病引起的死亡人数占总死亡人数的比例已由 7.8% 下降到了 5.2%，而以肿瘤、慢性阻塞性肺疾病和心血管疾病为代表的慢性病死亡率则从 41.7% 上升到了 71.4%，成为我国居民死亡原因的第一位。

我国的慢性病呈现出"井喷"样增长，其中一个重要原因是社会人口老龄化。2011 年我国政府工作报告指出，我国人口期望寿命已达 73.5 岁，接近发达国家 75 岁的水平，上海市等个别发达地区甚至已达 82.51 岁，全国平均水平已较新中国成立初期上升了 30 余岁。人口的老龄化必然带来一些与年龄相关性疾病的发病率增加，高血压及糖尿病等慢性病也正是众多老年性疾病中的代表性疾病。

目前，我国 60 岁以上人群已达 1.29 亿。据世界银行预测，2050 年我国 60 岁以上的人口将超过 4 亿。庞大的老年人群将给慢性病的管理和控制带来更大的压力。另外，引起慢性病高发的更重要的原因是一些高危因素的参与。WHO 在 2002 年《饮食、身体活动与健康全球战略》报告中指出，慢性病的主要危险因素为饮食与体力活动不足。我国卫生部于 2006 年发布的《中国慢性病报告》中也指出膳食不合理、身体活动不足及吸烟是造成多种慢性病的三大行为危险因素。

慢病康复工作中存在的问题

当前我国慢性病康护人员的观念转变不够，很难真正做到"以病人为中心"。随着医学模式的转变，科技进步的日新月异，人民生活水平的不断提高，人们对健康的需求越来越高。而我们的大多数护理人员的观念仍然停留在被动执行医嘱的角色上，不能主动为病人服务，不能很好地为病人解决问题。因此，要想护理工作得到社会和患者的认可，不仅需要我们的护理人员付出辛勤的努力，更需要积极转变我们的观念。当前还缺少专业的慢性病护理人员，从现代社会的进步及医疗技术的发展来看，对护士的要求早已不仅仅局限于打针、发药等，随着越来越多的新技术、新业务及医疗器械的应用，以及强调"以人为本"的服务理念，护士要掌握更全面的专业知识。越来越多的专科护士诞生，如：血透专科护士、造瘘口专科护士、静脉治疗专科护士等等。现代社会不仅对护理人员的要求越来越高，更是对护理管理模式的新探索提供了很多有效途径。慢性病专科护士的产生能够让护理人员在慢性病这一特殊人群中利用自身知识、专长和技术为患者和社会人群提供护理服务；对从业人员提供专科领域的信息和建议，指导和帮助其他护理人员提高对患者的护理质量。专科护士的诞生在减少医疗费用、提高医疗质量、减少疾病并发症等方面有巨大作用。目前国内对于慢性病专科护理人员的职业认定、考核以及工作流程等缺乏标准的管理，这给慢性病患者的护理带来很大的难度。临床中护理人员既要从事患者的日常护理，还要负责患者的健康教育等，护理人员工作压力大、事务烦琐，往往出现事倍功半的效果，甚至导致很多护理人员不能有效地调整心态，很多医院出现大批护理人员离职的现象。专科护士的产生，不仅使护理人员明确了自己的职业目标，提高工作兴趣，同时提高了护理质量。

第二章　慢病如何健康生活

人体健康的标准

世界卫生组织提出人体的健康标准，包括机体和心理两方面的健康状态。具体可用"五快"（机体健康）和"三良好"（心理健康）来衡量。

五快

1.吃得快。进食时有良好的胃口，不挑剔食物，能快速吃完一餐饭。

2.走得快。行走步态自如，活动灵敏。

3.说得快。思维敏捷，语言表达正确，说话流利。

4.睡得快。有睡意，上床后躺下很快能入睡，且睡得好，醒后精神饱满，头脑清醒。

5.便得快。一旦有便意，能很快排泄完大小便，且感到良好。

三良好

1.有良好的个性人格。情绪稳定，性格温和，意志坚强，感情丰富，胸怀坦荡，豁达乐观。

2.有良好的处世能力。观察问题客观现实，具有较好的自控能力，能适应复杂的社会环境。

3.有良好的人际关系。助人为乐，与人为善，与人的关系良好。

亚健康有哪些表现

世界卫生组织对亚健康所下的定义是："躯体、心理的健康状况以及对社会和环境的适应方面，处于欠圆满状态，即处于健康与疾病的中间状态，又称慢性疲劳综合征或'第三状态'。"亚健康的表现存在着"四多""三低"，即疲劳综合征多，功能紊乱多，高负荷者多，肥胖者多；免疫功能低，工作效率低，适应能力低。其具体表现有以下几方面：

1. 全身无力。全身疲乏无力，不愿做任何事情，也不愿参加任何社会活动，失眠多梦，精神萎靡，注意力不集中，记忆力减退。

2. 全身酸痛。腰酸背痛，四肢关节为重，常误诊为"风湿痛""腰肌劳损""肩周炎"等，久治不愈。

3. 头痛、头昏感。用脑后加重，休息后减轻，常误诊为"血管性头痛"，久治不愈。

4. 睡眠障碍。天天昏昏沉沉，头脑不清醒，想睡睡不着，思虑万千，焦虑不安，经常做一些怪诞的噩梦。

5. 功能低下。主要表现为免疫功能下降，经常感冒，性功能低下。

6. 自主神经功能紊乱。表现为无原因的异常出汗，忽冷忽热，全身皮肤出现烧灼、蚁样或刺痛感；消化道功能紊乱，表现为食欲不振、腹胀、腹泻、恶心、厌食、便秘等。

7. 心理障碍：亚健康者往往表现出精神不振，情绪不稳定，焦虑不安，易怒，精神紧张、恐惧、烦躁、抑郁、嫉妒、忧愁，易伤感而激动，记忆力下降，注意力不集中等。

8. 人际关系不协调：亚健康者往往不能很好地适应社会现状，看问题主观臆断、片面、偏激、脱离实际、脱离社会、脱离群众；在单位与同事和朋友关系紧张，在家庭为了一点琐事爱激动争吵。为此，无论在工作单位或在家均感到很孤独、烦恼，做事也无精打采。

9. 检查血生化结果：亚健康者检查血生化指标均出现异常，其中包括胆固醇、低密度脂蛋白、高密度脂蛋白、血浆氧化型低密度脂蛋白、过氧化脂、血清糖基化终产物、同型半胱氨酸、血糖、尿酸、微循环检测，可观察红细胞聚集状况、血管周围有无渗血及微循环血管袢的形状变化等，这些检查有助于发现脑血管的疾病及代谢紊乱等多种疾病的先兆，对诊断亚健康很有价值。

科学饮食预防亚健康

早在 4500 年前，人类就在饮食方面积累了较为丰富的经验，我国战国时期成书的《黄帝内经》中就提出"药以祛之，食以随之"的观点，并以"五谷为养，五果为助，五畜为益，五菜为充"，进一步阐明了饮食与健康的关系。饮食营养对于人体健康非常重要。有关调查研究发现，由于饮食营养不合理，我国亚健康和老年病患者越来越多。据调查，我国目前约有2亿人超正常体重，6000万人肥胖，超重率达22.8%，肥胖率为7.1%；1.6亿人患高血压，患病率为18.8%，高脂血症患病率为18.6%；4000万人患糖尿病，患病率为11.6%。世界卫生组织已将肥胖列为威胁发达国家人民健康的十大危险因素之一。据报道，日本人平均预期寿命比美国人长4.5岁，而每日摄入热能比美国人低20%，日本的长寿地区冲绳岛居民平均摄入热能又比日本其他地区平均低20%。由此看来，科学饮食应为适当节食，如限制高热能饮食，这对改善亚健康状态非常重要。

健康长寿十注意

随着人民群众生活水平的提高，每个人都向往长寿，都想有一个健康身体和幸福晚年，人们积极参与并坚持健康运动，主动要求获取健康知识，维护自身健康的意识不断增强。目前社会上关于长寿的说法多种多样，而作者将长寿的说法汇集成十条注意事项，请广大读者参考。

1.注意保持营养平衡：（1）少吃盐；（2）少吃脂肪含量高的食物，特别是动物脂肪含量高的食物；（3）多吃蔬菜和水果；（4）多吃乳制品；（5）多吃鱼类与大豆制品；（6）食材均衡；（7）每天都有一餐吃饱、吃好。

2.注意勤用脑：脑用则灵，不用则迟钝。充分利用大脑，勤于思考，合理用脑，才会使人增强活力，延长寿命。

3.注意"体动心静"：要想健康长寿，既要静又要动，要动静结合，其要诀在于"体动心静"，即体要运动，心要安静。

4.注意对人和气：和和气气，则体内气柔和顺，神清气爽，自然不会得病。因此，人在社会上，凡遇不顺心事，千万别动不动就大发肝火，中医理论认为气大而伤身。凡事应想得开，拿得起放得下，且不要钻牛角尖。

5.注意与人为善：我国孔子曰"德润身"，就是说讲道德的人，才能身心健康，高寿幸福。

6. 注意保持适度的性生活：汉代学者班固曾说过："房事乐而有节，则和平寿考，及迷者弗顾，以生疾而损命。"诚然，纵欲折寿是人们的共识，但以禁欲求长寿，亦属愚昧的长寿观。

7. 注意"忘忧"：谚语云："要想长生，肠中清。"同样，若在脑子里、心里存在诸如仇恨心理、妒忌情绪、私心杂念等，或一味忧伤者，绝不会长寿。

8. 注意做事谨慎：遇事谨慎三思而行，且认真重信用、守诺言去做，心胸开朗，对人诚心而能长寿。

9. 注意爱听音乐：美好的音乐能振奋人们的精神，具有调节身心健康的功能，在延年益寿方面有独特功效。

10. 注意老有所为：在离退休后找点事做，如养花、养鱼、钓鱼、养鸟、写作、绘画、书法等，都会激发人们的生活情趣，陶冶情操，以达到延年益寿之目的。

男人和女人比健康

据英国有关杂志报道，男人比女人有力量，而女人比男人的寿命平均长 3 年，那么究竟是男人更健康，还是女人更健康？事实上，在易患疾病方面，在成活率和药物耐受性等方面，男女之间有许多重要的差异。多国专家经对比发现：在皮肤、肺、心脏、牙齿等方面，女性占优势。在肌肉、耐痛、肠道、大脑等方面，男人更抗病。有关权威机构和专家调查结果如下：

皮肤方面，女人更健康；眼睛方面，男女健康持平；头痛方面，男人更耐痛；尿道方面，男人更健康；听力方面，女人更健康；肠道方面，男人更健康；牙齿方面，女人更健康；睡眠方面，男人更健康；大脑方面，男人更健康；抗抑郁症和压力方面，男人更健康；平均寿命方面，男人的平均寿命比女人短 3 年。至于为什么，科学家现在还没有找到明确的原因。然而，伦敦帝国理工学院研究人员指出，女人可能与生俱来就有一种更强大的免疫系统，为老年生活提供更多保护。另外，他们还发现，女人身体健康长寿的一个原因，是女人有一个更强壮的心脏。

夫妻小吵有益健康

美国密歇根大学研究显示，在夫妻闹矛盾时，抑制愤怒容易导致死亡率上升，而小吵小闹却可能有益健康。

专家研究小组花费了 17 年的时间，跟踪调查了 192 对夫妇，发现其中 26 对夫妇属于"抑怒型"，即夫妇双方在出现冲突时均压抑自己的情绪；另外 166 对夫妇中，至少其中 1 人会表达自己的愤怒，属于"非抑怒型"。

他们发现，17 年来，"抑怒型"夫妇遭受丧偶之痛远远多于"非抑怒型"，而且，死亡的概率几乎是非抑怒型夫妇的 5 倍。夫妻共同生活中，他们的主要任务之一就是调解冲突，关键在于当冲突出现时，你怎么应对。要是你压抑愤怒的情绪，心理却无法调解，继而憎恨或者殴打你的配偶，那你就有麻烦了。

健康生活六个最佳时间

1. 饮茶的最佳时间：饮茶养生的最佳时间是用餐 1 小时后，不少人喜欢饭后马上饮热茶，这是很不科学的，因为茶叶中的鞣酸可与食物中的锌结合成不溶性的铁盐，干扰人体对铁的吸收，时间长了可造成贫血。

2. 散步的最佳时间：饭后 45~60 分钟，散步 20 分钟，如果在饭后两小时再散步，效果会更好。

3. 喝牛奶的最佳时间：因牛奶内含有丰富的钙，中老年人在睡觉前饮用，可补偿夜间血钙的低落状态，从而保护骨骼。同时，牛奶有催眠作用。

4. 吃水果的最佳时间：吃水果的最佳时间是饭前 1 小时，因为水果属生食，吃生食后再吃熟食，体内白细胞就不会增多，有利于保护人体免疫系统。

5. 洗澡的最佳时间：每天晚上睡觉前来一个温水浴（35 ~ 45℃），能使全身的肌肉、关节松弛，血液循环加快，有助安然入睡。

6. 睡眠的最佳时间：午睡最好从 13 点开始，这时人很容易入睡。晚上则以 22~23 点上床为佳，而人在睡后一个半小时即进入深睡状态。

怎样喝茶更健康

不少人将茶奉为养生之水，宋代诗人欧阳修《茶歌》赞颂茶的养生疗效："论功可以疗百疾，轻身久服胜胡麻。"现代研究也发现，茶对健康有利，茶多酚能够延缓衰老。然而，喝茶有许多的讲究，如选择茶叶就非常重要。种类不同的茶功效不同，如果选择不适合自己的茶叶，就可能对自身健康有害。因此，要掌握健康的喝茶方法。

一、喝茶分四季

中医认为，不同的茶，功效是不完全相同的。就绿茶来说，其性味甘、苦、微寒，有清热、解毒、利尿的功效，适合内热体质的人群，如西湖龙井、碧螺春等；红茶和黑茶，性味甘、温，有散寒、温阳、暖胃的功效，适合虚寒体质的人群，红茶如武夷山的小种红茶、工夫红茶等，黑茶有云南普洱、四川边茶、广西六堡茶等；青茶、白茶和黄茶，性味甘、平，有清热、生津、润燥的功效，适合平性体质的人群。

喝茶也是讲季节性的。一般来说，春季宜饮花茶；夏季宜饮绿茶；秋季宜饮青茶、白茶、黄茶；冬季宜饮红茶、黑茶。

二、喝茶不宜多

饮茶的量也有讲究。有饮茶嗜好的老年人，也不要一次过多饮茶，一般每次以不超过30毫升为宜；特别是60岁以上的老年人，饮茶切忌过量过浓，因为摄入较多的咖啡因等，可出现失眠、耳鸣眼花、心律不齐、大量排尿等症状。如老人原有心脏病等，过量饮茶，严重时可诱发心力衰竭或使原有心衰加重。因此，有心脏病的老人，饮茶宜温宜清淡；晚上不饮茶，晚饭后以喝开水为好。

老百姓有种说法：饭前喝茶助消化。但是，这个观点是不太正确的。空腹饮茶会对胃肠产生直接的刺激作用。另外，空腹喝茶，茶水会冲淡、稀释胃内消化液，影响消化。空腹饮茶还有另一个问题，茶里含有的咖啡因等提神物质，更容易被人体吸收，也容易导致醉茶的现象。餐前喝一点茶问题不是很大，但是大杯大杯地喝，就不太合适了。

三、隔夜茶不致癌

有种说法是隔夜茶会致癌，这实在是危言耸听，央视《是真的吗》节目，曾还隔夜茶清白，证明"同样的一杯白开水和一杯茶水放置一个晚上，茶水里的亚硝酸盐的含量，比白开水还要少"。因为茶叶里有一种含量比较大的成分叫茶多酚，还有一些维生素类的物质，它们起到了阻碍亚硝酸盐形成的作用，因此，茶是一种天然的抗氧化剂。

但是，仍然不建议大家喝隔夜茶，因为隔夜茶有被一些微生物污染的可能性。同时，喝茶要饮它香气，因为香气能够愉悦我们的感觉器官，像乌龙茶、绿茶，香气就是它们的灵魂，时间过长香气就没有了。没有茶香气，我们就变成只是单纯地喝水，也就失去了品茶意义。

四、茶叶不宜久泡

隔夜茶不仅仅指经过一夜的茶水，也指存放时间过久的茶。在夏天早晨泡的茶到了下午最好也不要喝了。隔夜茶最主要的变化是，茶多酚进一步氧化，茶水颜色加深。一杯清澈碧绿的茶水，在气温较高的情况下放置久了，会失去绿色，变成棕褐色。

有些人喜欢泡一壶茶喝一整天，这样不好。不仅因为茶叶中容易滋生细菌，还因为茶叶冲泡是有一定次数的。茶叶中含有具抑癌作用的茶多酚、可以降血糖的茶多糖、使中枢神经兴奋的咖啡因，以及多种氨基酸、维生素等营养物质。这些营养物质能析出多少，和冲泡的次数有很大的关系。从营养吸收上讲，袋泡茶最好只冲泡 1 次，散装茶则别超过 3 次。一般来说，外形颗粒越大的茶叶，营养物质析出的速度越慢；颗粒越小，析出的速度越快。

五、存放要避光防潮

茶叶中的营养物质只有在避光、密封、相对低温的情况下，才能够很好地保存住。在阳光下晾晒，茶叶中的芳香物质就会因为受光而氧化，这样茶叶的味道就会被破坏。

用陶罐、紫砂罐、铁罐保存茶叶都是可以的。建议大家一次不要买太多的茶叶，买 20 天到 1 个月的量就可以了，分成 50 克 1 个小包。现在的很多茶叶店里，茶商会提供这种方便。

如果茶叶受潮了该怎么办呢？有人提出用微波炉加热除湿的方法，这种方法不能够边加热边翻动茶叶，面上的茶叶都糊了，而下面的茶叶还没有干透，会使茶叶的味道变差。

文火微炒，是比较好的给茶叶除潮的方式。它是用加热方法，将茶叶中的水分蒸发掉，让它干燥，同时由于其中的芳香物质没有被破坏，就会保持茶叶原有的清香。这里有两点需要注意：第一，火不要开得太大；第二，炒的时间不要太长。

待香味出来，茶叶快干时，把它们放到一个比较敞的盘子里面晾凉，然后再封装起来，这样才能够更好地留住茶叶的香味，如果茶叶潮得太厉害，已经发霉了，就不要再饮用了。

老年人尿失禁怎么办

尿失禁是某一种疾病的症状，在老年人中比较多见。正常老年男性的泌尿系统发生的某些变化，如支撑膀胱的肌肉变得松弛，膀胱所能容纳的尿液较年轻时减少等可能会使排尿的次数增加，尤其是夜晚。某些疾病也可引起尿失禁，如糖尿病、老年性痴呆、前列腺肥大等；某些用于控制血压和心衰的利尿药，也可使机体产生的尿量增加，若不去厕所排尿，就可能引起尿失禁。

尿失禁给老年人的健康生活带来很大影响。持续不断的尿滴沥，会使内裤难以保持清洁，细菌易在此处繁殖，尿酸还会刺激皮肤引起瘙痒和不适；尿失禁还会让老年人感到焦虑和不安，这种情绪对老年人健康有很多负面影响。

老年男性如果出现尿失禁应及时处理，首先要调整饮食，少饮酒、少饮茶、少喝咖啡，含糖食物也要少吃，因为这些饮食容易使泌尿系统产生的尿液增多；还可通过改变排尿方式来缓解症状，即试着建立一种可以预测的排尿方式。具体方法是：逐渐延长两次排尿时间间隔，直至达到预计的时间。如果有前列腺肥大，或用上述方法无效时，要到医院进行相应的检查和治疗。尽量增加水分的摄入量，因为饮水量减少后，尿液的浓度会增高，易引起尿路感染，而且，体内的水分相对缺乏，血液的黏稠度增加，各种心、脑血管疾病的发生率也会相应增加。如果只能通过减少夜间水分的摄入量来减轻"尿失禁"，则要注意补充足够的水分，以防止血液黏稠度增高。

老年人用冷水洗脸保健康

老年人用冷水洗脸，能增强对寒冷的抵抗能力和适应能力。所以，在身体条件许可的情况下，提倡老年人用冷水洗脸。这是预防感冒及上呼吸道感染，强身保健的好方法。用冷水洗脸，可从夏天开始一直坚持到隆冬腊月，长期坚持，能起到意想不到的效果。

在用冷水洗脸时，可先让冷水接触鼻子，使鼻腔黏膜上的血管收缩，然后用毛巾或双手捧着冷水揉搓脸部，血管又会扩张。这样经常反复，使面部的血管一缩一张，可增强血管的弹性，还能提高鼻腔黏膜的抗寒能力而预防感冒。坚持用冷水洗脸（北方有人用雪搓脸），对神经衰弱有一定的治疗作用。为了便于入睡，晚上还是用温水洗脸好，清晨适宜冷水洗脸。

中医认为两脚划圈可防中风

中风是中老年人的常见病和多发病。随着人们生活水平的不断提高，中风的发病率越来越趋于年轻化。正确的养生方法对预防中风也能起到一定的作用，如"两脚划圈，就能预防中风"。

两脚划圈主要是踝关节的运动，中医学认为，踝关节为足三阴经、足三阳经和阴阳二跷脉的通过之处，经常活动踝关节，不仅可以疏通相关经络，还可刺激关节周围的腧穴，起到平衡阴阳、调和气血、开窍醒神、补益肝肾的作用，使得肝阳上亢之气下降，从而达到预防中风的目的。

现代医学研究发现，大部分中风患者，都有高血压病史，足部距离心脏位置相对较远，经常活动足踝部，能够促进全身的血液循环，增加回心的血量，从而起到预防中风的作用。

两脚划圈时要自然站立，旋踝时，其中一脚站立，另一脚旋转，双脚交替进行，最好是站立旋踝。一般早晚各做1次，或只做1次，每次15分钟左右为宜，而且应和其他操一样持之以恒，一定会有成效。

老年人看电视时间不宜过长

医学研究证明，若是整日沉迷于看电视，会染上种种电视病。例如，缺少活动，易造成营养过剩而导致"电视肥胖病"；电视显像管中的 X 线可耗损视力，因眼部肌肉长期处于收缩状态，容易引起近视和眼疲劳症。彩电显像管中的 X 线可耗损视网膜上的视紫红质，使视力下降，甚至造成视网膜萎缩而引起"电视眼"；长时间静坐还会使下肢静脉受到压迫，血液回流不畅，从而引起下肢静脉曲张或类似坐骨神经痛的"电视腿"；若情感波动大的人，情绪可随着故事的情节变化，不是过于兴奋，就是过于悲伤，精神紧张，情绪波动，容易血压升高、头痛、头晕，严重者甚至可引发脑出血或心肌梗塞。因而，老年人看电视，时间不宜过长，应采取有效的保健措施。

1. 每天看电视累计不要超过 6 小时，有选择地收看，不要从早晨看到晚上。

2. 人与电视之间的距离不低于屏幕对角线的 4 倍，选择高低合适的座椅，坐姿应端正舒适。

3. 看电视时可在电视机附近安装一只绿色或浅蓝色的 3~5 瓦的彩灯，以防视觉疲劳。

4. 吃饭时、睡眠前 1 小时、饭后 1 小时内不宜看电视，因为在此时看电视会影响胃的消化吸收及睡眠，对健康不利。

5. 看电视后应洗脸。电视板产生的静电对空气中的灰尘和微生物有吸引作用，人的面部往往深受其害，故洗脸有益健康。

"春捂秋冻"捂脚别捂头

冬去春来，乍暖还寒，此时气候变化多端，如何适应气候时暖时冷的变化，尤其对老年人，是健康的关键。民间有"春捂秋冻，一年不痛"的说法。然而，春捂应捂哪儿，如何捂还是有一定讲究的。要知道，春季阳气致头而极，宁可冷，勿过热。这就是告诫老年人们，春季是阳气上升的时令，阳气主热，头部又是周身的"诸阳之会"，阳气最盛，所以万不可不问青红皂白地将头捂起来，那会使阳气不得散发，出现眩晕、耳鸣、口干等不适。

下肢宁过暖。下肢即是双足，双足居于下，阴气常盛。如果春季不注意足的保暖，人体极易罹患疾病，如腹痛、腹泻、腿部痉挛、关节酸痛等。

另外，双足位于人体末稍，气血运行缓慢，对于春寒十分敏感，如双足受凉，则人易感疲惫并很容易引起感冒，这一点同样不能忽视。

春天来了，不应捂头而应捂脚，记住，这是我国春、夏、秋、冬四大节气各自的特点，也是一道科学养生的护身符。

如何改善老年人的记忆力

随着年龄的增长，许多老年人都有相同的感觉，就是脑子不好用了，丢三落四，记忆力越来越不如以前了。至于记忆力减退的原因，除了与年龄、脑供血不足、不同程度的脑动脉硬化等疾病有关外，还与心理状态有密切关系。因此，老年人改善记忆力，要从多方面着手：

一是，对记忆力减退现象有一个正确的认识，首先应从心理上消除"衰老"的思想负担。在回忆往事时，一时记不起来，不要着急，要相信随时会在脑子中想起来的，必要时可准备一个小本，把那些一时想不起来的事情记下来，以免因一事一时想不起来而发生负面影响。

二是，不要孤立地铭记，要具体化、形象化记忆，最好能把事情的前因后果和某些可回忆的情节特点，一起记入脑内，集中注意力，排除脑内无关联想，是减轻记忆力衰退现象的重要途径。

三是，培养对事物各方面的兴趣，保持思想灵活性，不断地用脑，保持良好的思维。另外，一定要保证足够的睡眠。

四是，尽量避免过度紧张、焦虑，防止不良情绪对脑细胞的强烈刺激。注重个人修养，提高心理素质，妥善处理好各种关系，以和睦宽松、愉快的心情对待周围的事物，这样有利于预防智力和记忆力减退。

五是，要增强大脑的营养，多吃一些富含维生素、无机盐及胆碱的食物，如新鲜水果、鱼、蛋、奶类等。

六是，有规律地进行体育锻炼，增强身体健康。

七是，积极治疗与记忆力减退的有关疾病，如脑动脉硬化、脑动脉供血不足等。

缺少交流容易患老年痴呆症

老年性痴呆症，常发生于60岁以上（尤其是65岁以上）的老年人，也称老年性精神病，发病主要由老年性脑萎缩所致的脑部器质性病变引起，是目前危害老年人身心健康的主要祸端。专家研究认为，缺少人与人之间的沟通交流是导致老年性痴呆症的不可忽视的主要因素。

科学研究发现，一个人在40岁以前，脑组织基本没有什么大的变化；到70岁左右的时候，脑中的空洞部分是40岁以下人的2.5倍，这说明大脑已经老化，智力相对衰退。但是，大脑的功能也是"用则进，废则退"。多说话能刺激大脑，对脑的功能特别是思维能力有好处。如果你长时间独处，不能经常与邻居或家人、朋友交流，大脑就缺少活动，功能极易衰退老化，老年性痴呆极易发生。因此，可通过看电视、看电影、听音乐会或唱卡拉OK、看戏等方式调节孤独的生活。

人体的面部有很多的毛细血管，分布着高度敏感的神经和几十个穴位，在和人交谈时，人面部的这些组织都参与活动，从而促进了血液循环，使大脑血液供应充足，大脑的功能不断得到加强。反之，如果面部长久处于活动静止状态，输入大脑的血液就会减少，大脑就处于缺氧的状态，可导致大脑功能减退，继之而来的就是老年性痴呆症的发生。

多和人沟通说话，还能促进唾液的分泌，唾液中含有腮腺素，而腮腺素有延缓人体衰老的作用。若长时间缺乏腮腺素，也会加快大脑功能的退化。

每天做养生操 保持旺盛精力

这套养生操虽然只有简单的8节运动，但从上至下，举手投足能运动全身各个关节。每天7点钟起床后坚持做这套养生操，一定有收益，使人精力旺盛。具体方法如下：

第一节，按摩洗脸。即所谓的"干浴面"，用手指及手掌摩洗脸部，特别是鼻翼两旁的迎香、眉梁，以及双颊。

第二节，叩齿吞津。有规律地上下叩击牙齿，将蓄积的唾液咽下，叩齿能坚固牙齿，吞津能滋养内脏。

第三节，运动眼球。远近、上下、左右，多方位都要到位。

第四节，握拳振臂。双手握拳，左右臂轮换向上向后伸展扩胸，挥拳抢出时要有爆发力。

第五节，双臂弧圈圆抡。起势为双手撮指虚握，在脐前相对，然后将双臂悬肘沿着胸线缓缓上提，直达眉心，左右分开，展臂再回到起点，重点在于运臂提肩上移都要屏气运动。这一节动作有利于改善肩臂关节粘连，即伤科所谓的"五十肩"。

第六节，插手扭腰。要点是双手叉腰，双脚合并，腰部摆浪抡圆，连同膝关节，幅度要大。

第七节，弯腰俯仰。要点是双脚并拢，前俯时弯腰，双臂下垂，指尖触地，后仰时双臂上举，上身尽量朝后仰，腰部尽量往前挺。

第八节，左右弹踢腿。要点是要有爆发力。

不管是什么样的锻炼，一定结合自己的身体情况，即便是长期坚持的锻炼，也要根据每天的情况适宜而作，也要适可而止。

便秘有别　窍门不同

由于便秘的类型不同，饮食调节的内容也会不同，有时差别还很大。

一、无力型——要给肠子"加油"

无力型便秘在生活中比较常见，引起无力型便秘的原因较多，饮食方面的原因主要包括：营养不良，导致肠平滑肌衰弱和蠕动力减弱；或饮食长期缺乏粗纤维及维生素 B_1；或因食欲差、进食量少，形成机械性或化学性刺激不足。其饮食要求包括：

多吃粗纤维食物，膳食纤维的摄入应增加到每天 40 克。

多食富含维生素 B_1 的食物，如粗粮、豆类、坚果、动物内脏、蛋黄等。

增加饮水量，每天饮水 6~8 杯（1500~2000 毫升），使肠道中含有足够的水分。

多食产气食物，如甘薯、生萝卜、生蒜、炒黄豆，利用其产气作用增加肠蠕动，有利于排便。

应多吃高脂肪食物，如花生油、芝麻油等，能直接润肠，还有刺激肠蠕动的作用。也可以常吃花生、芝麻、核桃等。老年人因体虚而便秘者，可经常食用有润燥通便功效的香蕉、芝麻、蜂蜜、银耳羹等。

二、痉挛型——要给肠子"减压"

痉挛性便秘是由多种原因引起的，如使用泻剂、调味品或吸烟过多，过量摄入粗糙食物以及饮用浓茶、咖啡和酒等，使肠壁痉挛，肌肉紧张并过分收缩，而导致肠腔狭窄，大便不通。

无纤维低渣饮食。先采用无渣即无纤维的半流质饮食，如病情好转，可过渡到少渣半流质、少渣软饭等。禁食含纤维素多和粗硬的食物，如粗粮、干豆、圆白菜、韭菜，坚硬的水果、干果等。

适当增加脂肪的摄入量。

多饮水并适当进食琼脂类食物（魔芋、果冻等）。

三、梗阻型——要让肠子"休息"

梗阻型便秘常因器质性病变引起，如肠梗阻、直肠癌、结肠癌等，故应首先针对病因进行治疗。若为不完全梗阻，在急性期间应禁食，待梗阻缓解、症状消失 12 小时后，进流质饮食，忌食产气的甜食和牛奶等。饮食之目的是提供一部分能量，但以静脉营养作为供给机体能量的主要方式，并逐步过渡到半流质饮食和软食。

四季健康的饮食原则

春、夏、秋、冬四季变化给人的生理活动带来一定的变化，因此，在饮食上我们也应该顺应四时而变，以适应季节和生理变化的特点。老年人在不同的季节要合理安排自己的饮食，这样才能达到食养的目的。

春季饮食

春季是一年的开始，万物焕发出勃勃生机，自然界的阳气逐渐由弱转盛，人体内的阳气也开始逐渐提升。阳气的提升使肝气得以疏泄，气血趋向体表，体内郁积了一个冬季的内热也得以发散出来，表现在生理方面就是容易生痰生热，并且容易伤风和患流行性传染病。

鉴于人体在春季的上述生理特点，老年人在饮食方面需注意清补、养肝、通畅肠胃。在春季，老年人适合多吃一些绿色蔬菜和时令水果，可以多吃荠菜、苋菜、香椿等野菜，以清补养身。同时，还要多吃一些动物肝脏、鱼类、肉类、蛋类、奶类等高蛋白食物，以满足组织器官正常活动的需要。另外，春季饮食宜清淡，食用味道过重、过浓或者过于温热辛辣的食物都容易导致上火，而且会使肠胃不通，生痰生热。

夏季饮食

夏季天气炎热，人体阳气太盛，容易耗气伤津，人的脾胃功能也随之减弱，导致食欲下降，而且容易为湿气所伤而患上暑湿症。因此，老年人夏季饮食应遵循新鲜干净、清淡易消化、清热解暑、益气生津的原则。老年人此时应多饮用清凉去火的饮料。不同体质的老人可以根据自身体质选择适合自己的食物，例如，阳虚的老人可以多吃红枣、核桃等益气的食物；阴虚的老人可以选用乌龟、甲鱼、绿豆等食物；脾胃虚的老人可以多吃鸭、冬瓜、番茄等食物，不宜吃油腻和热性食物。

老年人在夏季不要吃太多的生冷食物，以免伤害脾胃。同时，还要注意饮食卫生，防止感染肠道疾病。

秋季饮食

秋季是冷热交替的季节，也是适合进补的季节。炎热的夏季容易耗气伤津，可以利用秋季来进补。但是秋季干燥，所以不宜大补，而且应以清热润肺为主。

老年人在秋季应当食用新鲜蔬果和一些清咽润肺的食物，尽量少用葱、姜、蒜、辣椒、胡椒、花椒等佐料，不要吃太多油炸、熏烤的食物，以免燥热伤津。

冬季饮食

冬季，数九寒天，天寒地冻，万物凋零，既是自然界的闭藏季节，也是人体阳气的闭藏季节，阴盛阳衰，最适合进补。冬季饮食应选择温补助阳的食物，并注意补肾益精。

老年人在冬季可以多吃羊肉、鸡肉等热性食物，也可吃人参、鹿茸、山药等补药适当进补。冬季人体容易缺乏维生素，老年人要多补维生素，多吃动物肝脏、鸡蛋等，多饮牛奶。此外，老年人血液循环比较缓慢，血流量减少，容易导致体内缺铁，因此，还应多吃一些含铁丰富的食物，如瘦肉、鱼、芹菜、菠菜等。

需要注意的是，冬天不要吃太多生冷的食物，而且饮食不能太油腻，否则容易伤胃，还会影响消化吸收。

四季锻炼　各有讲究

一、春光明媚，锻炼需谨慎

《黄帝内经》记载："春三月，此谓发陈。天地俱生，万物以荣。"春季是四时之首，万象更新之始。当春归大地之时，冰雪消融，大自然的阳气开始升发，万物复苏，世上的万事万物都出现欣欣向荣的景象。此时，人体新陈代谢加快，气血趋向于表，阳气也顺应自然，向上向外舒发。此时，若沐浴在春光明媚中，进行"春练"，可使人心旷神怡，精神振奋，同时可以调节神经系统的功能，改善大脑皮层中的兴奋和抑制过程，从而提高机体的免疫力。根据早春气候多变、病菌丛生的特点，进行适当的锻炼，可以达到强身健体、防止春疾之目的。若春练不当，则会适得其反。为确保健康，老年人进行户外春练应做到以下几点。

注意晨练的时间

初春天气乍暖还寒，早晨气温低、有雾气，空气中含有较多的杂质，过早出门，人体骤然遇冷容易患伤风感冒或哮喘病，而且会使肺心病等疾病病情加重。太阳出来后，雾气散尽，气温有所回升，空气中二氧化碳的浓度也会有一定程度的减少，此时才是较合适的锻炼时机。睡眠较少和习惯早起的老人在清早起床后可以先在室内活动活动身体，待条件合适的时候再去户外锻炼。

注意在锻炼前适当进食

老年人的身体机能相对较差，新陈代谢比较慢。在锻炼前适当进些热食，比如牛奶、麦片等，可以帮助身体补充水分，增加热量，加速血液循环，并且可以提高机体的协调性。但要注意不要一次进食过多，而且进食后应休息一会儿，然后再开始锻炼。

注意保暖

进行户外锻炼，衣着要合适。户外活动，应尽量选择避风向阳、温暖安静、空气清新的公园或草坪等。不要顶风跑，更不要脱衣露体锻炼。随时注意防寒保暖，以免出汗受凉。锻炼后，应立即用柔软的干毛巾擦掉身上的汗水，并及时穿上御寒衣物，缓步慢走 100~200 米，稍事休息 5~8 分钟。

注意感官卫生

春季容易起雾，风沙也较多。锻炼时肢体不宜裸露过多，以防肢体受潮寒而疼痛。不要在尘土飞扬的地方锻炼，要学会鼻吸口呼，不要呛风。

运动量和运动幅度不要过大

冬季由于气候寒冷，很多老年人的活动量比其他季节大大减少。因此，初春时节，大多数老年人的肌肉会比较松弛，关节韧带也比较僵硬，致使身体的协调性受到影响。这时，锻炼应以身体恢复为目的，可以做一些放松躯体和关节的活动。如果运动量超过身体负荷，老年人感觉疲劳，就应该立即调整间歇次数。尤其是一些体质羸弱或缺乏锻炼习惯的老年人，在锻炼时，必须遵守运动量由小到大，动作由易到难、由简到繁的原则。

二、炎炎夏日，锻炼要得法

酷暑之夏是众多心血管病人的"多事之秋"。夏季温度超过 32℃时是老年人心脑血管疾病的发病高峰时段，高温特别容易引发心肌梗死和中风。因此，患有心脑血管疾病的老人在"夏练三伏"时需谨慎。

夏季锻炼不宜过早

夏季，人们起得较早，老年人更是早早起床。每天早上天刚蒙蒙亮，公园里、广场上都可以看到许多人在进行晨练。因为天热，很多人都认为晨练越早越好，这其实是一个认识上的误区。早上在太阳出来前，空气中二氧化碳的浓度较高，人们难以呼吸到充足的氧气。另外，经过一夜睡眠，早晨人体内的血液比较黏稠，流动不畅，再加上天气较热，身体出汗较多，若晨练过早，容易导致心血管疾病。而且，很多老年人喜欢起床后空腹去晨练，更增加了患心血管疾病的风险。

老年人不宜"夏练三伏"

"夏练三伏"是前人在长期锻炼过程中总结出来的经验，有一定的科学道理。

对一般人来说，在酷热天气里锻炼，的确可以提高人的耐热能力，能够使机体更好地适应炎热的自然气候，从而达到防病健体之目的。但对于体质较弱的老年人来说，就不适宜了。老年人在夏季锻炼时要选适宜的运动方式，否则容易弄巧成拙。在夏季运动，人容易中暑，所以一定要低运动量、短时间，并尽量在阴凉地方活动，让身体慢慢适应天气，避免长时间在烈日下运动。

锻炼后不宜饮水过多

运动锻炼会消耗人体很多能量，饮水过多会加重胃肠道和心脏负担，尤其是心功能不好的老人更要注意。

锻炼后不易洗冷水澡

运动时，人体体表的毛细血管扩张，皮肤表面的毛孔张开，如果此时洗冷水澡，皮肤受到突然刺激，会造成体表毛细血管骤然收缩，毛孔关闭，体内的热量无法散发出去，致使体温调节功能失调而出现热伤风的症状。

三、秋高气爽，锻炼好时机

进入秋季，天气由热转凉，也就是进入了"阳消阴长"的过渡阶段，自然界万物成熟。爱好锻炼的老年人应该早睡早起，保持神志安宁，以此减缓秋天肃杀之气对人体的影响。收敛神气，不使神思外驰。秋天天高气爽，是适合开展各种锻炼活动的好时机，锻炼者可以动静结合，根据自己的爱好选择适合自己的运动方式，如慢跑、做操、打太极拳、散步、登山、打乒乓球、打羽毛球等都是适合秋季的运动。不过在运动的时候，老年人要注意一些锻炼中的"宜"和"忌"。

雾天不宜户外锻炼

秋季，特别是秋末夏初的时候，大气层本趋于稳定，早晨起雾现象日益增多。雾是由近地面的水汽凝结而形成的，它在凝结过程中吸纳了空气中的许多有害物质，如各种酸、碱、铅、胺、苯、酚、病原体和微生物。人们在晨练时，常常呼吸加快，很容易吸入这些有害物质，诱发气管炎、咽喉炎、眼结膜炎、鼻炎、哮喘等疾病或使原有的疾病加重。另外，雾天气压低、风小、湿度大，这就使汗液不易蒸发，人也会感觉不舒服。

提前热身，防止拉伤

在生活中，我们常常看到一些老年人参加集体性的锻炼活动时，将自行车或三轮车往路边一停立即投身到锻炼中去了，放松关节和韧带的准备活动一点也没做，这其实是非常危险的。在秋季气温较低的情况下，人的肌肉和韧带会反射性地引起血管收缩、黏滞性增加，关节的活动幅度减小，韧带的伸展度降低，神经系统对肌肉的指挥能力在没有热身的情况下也会下降。锻炼前如果不做好充分的准备活动，会引起关节韧带拉伤、肌肉拉伤等。因此，老年人在锻炼前要进行充分的热身活动，时间长短和内容因人而异，但最好做到身体微微有些发热就好了。

控制运动量

秋天，人的神经系统兴奋性增高，生理机能渐渐活跃和加强，在这个季节人们容易超量锻炼，结果会引起过度疲劳，影响工作和健康，还容易引发运动损伤。因此，老年人一定要把握好运动时间和运动强度，不要负荷运动。一般来说，老年人每次运动动时间不要超过 1.5 小时。

多吃水果多喝水

秋天，气候干燥，老年人要科学补水。除了在锻炼前后补水，在日常饮食中还应多吃一些水果和新鲜蔬菜，避免呼吸道黏膜充血肿胀。如果运动量较大，出汗多，可在温白开水中加入少量食盐，帮助维持体内酸碱平衡，有条件的话，可以喝一些含电解质的运动饮料。如果进行长跑锻炼，还应该饮用大量糖水，以防发生低血糖。在运动时饮水最好分次少量饮用，比如，可以在锻炼 20 分钟后，喝150~200 毫升温白开水。患高血压、糖尿病等慢性病的老年人在秋冬之交容易发生冠心病，因此在锻炼前最好喝杯白开水，以稀释血液，减少血栓的形成。

四、数九寒天，锻炼要当心

冬季草木凋零，水寒成冰，大地龟裂，不见阳光，呈现一幅收藏的态势。自然界是阴盛阳衰，各物都忙着潜藏阳气，以待来春。冬季常吹北风，其性寒。可以说"寒"是冬季气候变化的主要特点。因此，冬季健身就显得非常重要。

锻炼环境要舒适

冬天人们大多数在室内活动，有的人选择去健身房健身。在健身房锻炼时，人们喜欢将窗户关紧，岂不知，这会对人体带来危害。人在安静状态下每小时呼出的二氧化碳有 20 多升。若 10 多人同时锻炼，空气中就会有 200 升以上的二氧化碳，再加上汗水的分解产物以及消化道排出的不良气体等，健身房内空气受到严重污染，在这样的环境中锻炼，很容易出现头昏、疲劳、恶心、食欲不振等现象，锻炼效果自然不好。因此，老年人在进行室内锻炼时，一定要保持空气流通、新鲜。偶尔进行户外锻炼时，要注意活动场地的选择，最好不要在柏油路、石头地等硬路面进行活动。因为冬季天气寒冷，此类地面比夏季更加坚硬，对腿、脚、骨骼关节的冲击力加大，容易使人受伤。因此，在冬季，老年人最适合在土地上进行锻炼，若想室外锻炼，最好选择向阳、避风的地方。

要注意充分热身

冬季气候寒冷，人体各器官系统保护性收缩，肌肉、肌腱和韧带的弹力和伸展性降低，肌肉的黏滞性增强，关节活动范围减小，再加上空气湿度较低，人们常常感到干渴烦躁，身体发僵，不易舒展开。如果不进行热身活动直接锻炼，很容易造成肌肉拉伤、关节拉伤。因此，老年人在进行健身锻炼前，尤其室外锻炼，先要进行充分的热身活动。热身活动包括慢跑、徒手操和轻器械的少量练习等，通过这些练习，使身体发热，微微出汗后，再开始做健身运动。

锻炼方法要适宜

由于冬季寒冷，人体内的脂肪含量较其他季节有所增长，体重和体围也会相应增加。这对瘦人增重长胖有益处，但肌肉轮廓、线条和力量的发展却不够理想。因此，老年人在冬季健身时要加强强度和力量方面的锻炼，增加动作的组数和次数，同时增加有氧锻炼的内容，并将锻炼时间相应延长，以此改善机能，消耗体内的脂肪，防止体内脂肪过多堆积。另外，注意锻炼间隙要适当短一些，尤其要避免长时间站在室外空气中。如果锻炼间隙时间过长，体温下降，易使肌肉从兴奋转入疲惫状态，这样不仅影响锻炼的效果，而且在下组练习时身体还容易受伤。

忌锻炼时用嘴呼吸

不管是锻炼还是在平时，老年人都应养成用鼻子呼吸的习惯。这是因为，鼻孔中的鼻毛可以阻挡空气中的灰尘、细菌等，使人体得以吸入过滤了的干净空气，这就能使气管和肺部不受尘埃和病菌的侵害。冬季锻炼时气温较低，如果用鼻子呼吸，冷空气经鼻腔加温湿润，进入肺部就不会产生刺激了。如果用嘴呼吸，冷空气直接进入肺部，会产生强烈的刺激作用，引起不良后果。

运动锻炼　要三个加强

运动锻炼对老年人的身体无疑是有益的，但如果不结合自身身体状况，采取适宜的锻炼方法，有时反而会损害身体或加重已有疾病的病情，得不偿失。因此，老年人一定要讲究科学的锻炼方法，这就需要了解一些必要的锻炼常识。

老年人在进行体育锻炼时要有所侧重。具体来说，需要以下三个方面加强。

加强椎体锻炼

老年人应注意椎体锻炼，改善中枢神经系统功能。在平时的体育锻炼中，要有规律地活动颈、胸、腰、尾椎部位，尤其要重点活动颈部和腰椎部。活动的顺序依次为：前后屈，左右屈，左右转动，顺、逆时针方向旋转。幅度应由小到大，速度由慢变快，次数适量。

加强心血管系统锻炼

老年人应加强心血管系统锻炼，以减缓和预防动脉血管硬化。老年人预防血管硬化最适宜的运动是慢跑和步行，时间应控制在0.5~1个小时。

加强腿部和关节锻炼

俗话说："人老腿先老。"老年人要特别注意腿部锻炼，可以进行跑步、深蹲、踢腿、打太极拳等运动。此外，在锻炼时还可以多做四肢关节活动和拉韧带的练习，以保持肌肉、韧带的弹性、延伸性和灵活性。

第三章　慢病如何活出长寿

历史上活得最长的寿星

全球长寿男冠军是日本人泉重千代，他于 1864 年 6 月 29 日出生于日本鹿儿岛县德之岛的伊仙町，死于 1986 年 2 月 21 日，享年 120 岁零 237 天。他一直工作到 105 岁。世界上寿命最长的女性是法国人詹妮·路易·卡门（Jeanne Louise Calment），她于 1875 年 2 月 21 日出生于一个长寿世家，在世时就有信心打破当时的吉尼斯世界纪录。她的经历相当丰富，100 岁时还在骑自行车，110 岁时从公寓搬进养老院，117 岁戒烟。她一生送走了 17 位法国总统，目睹前苏联的诞生和解体，经历过两次世界大战，甚至还知道中国香港回归。1997 年，她在养老院去世，享年 122 岁 164 天。

日本人为什么长寿

日本是当今世界上人均寿命最长的国家之一，其中男子的平均寿命为 74.84 岁，女子的平均寿命为 80.46 岁。为此，许多国家的专家都通过各种各样的渠道来研究日本人长寿的秘密，经过全面考察和分析，他们得出结论，认为日本人长寿有以下 8 大因素。

良好的饮食习惯。大多数日本人一日三餐饮食清淡，他们喜欢吃新鲜青菜、豆类和豆制品。他们还善于把握饮食的量，从不吃得过饱。另外，日本人认为"凡药皆毒"，所以他们不轻易吃药，有时候生病也不吃药，往往通过食疗和体内潜力战胜疾病。

喜欢步行。日本人喜欢"安步当车"，虽然他们制造的摩托车畅销全球，但他们很少骑摩托车，因为他们称经常肇事的摩托车为"野马"。日本人走路时步伐很快，其实快步行走是一种很好的运动。

讲究卫生。日本人从小就被灌输"讲卫生"的观念，从小就养成了讲卫生的良好习惯，家中整齐清洁，环境优雅。

绿化国土。日本国内到处都呈现一派翠绿，空气清新，环境宜人，令人情绪轻松愉快，心旷神怡，这对身体健康有良好的促进和保护作用。

控制公害。日本一直加强对大气、水源、土壤等方面的保护，而且有完整和行之有效的规定，这就大大减少了环境对人体的危害。

醉不行车。日本人喜欢步行，不爱骑摩托车，基本上不存在醉酒行车的情况，因而很少发生车祸伤亡。

谦和乐观。在国人的印象中，日本人行事粗鲁、蛮横无理。殊不知，日本人相互之间特别注意文明礼貌，态度谦和，表现得很有教养，而且常常遇事不惊，遇事不怒，愉快地工作和生活。

健康教育。日本人非常重视健康，实行了全民健康教育，这对日本人的健康长寿也起到一定的促进作用。

长寿老人的心理特征

我国和美国长寿问题专家调查研究后发现：总的来说，长寿的老年人大多性格开朗，有良好的修养。他们总是愉快、安定、安详、自信、满足而热心。归纳起来，不外乎有以下心理特征：

（1）自得其乐，宽容大度：遇事想得开，少回忆不幸的往事，能苦中求乐，多向前看。他们有的性格外向，活泼好动，爱开玩笑，朋友多，爱热闹，兴趣广泛；有的则爱清静、淡泊、风趣、幽默。其中有不少人有个人的爱好，如写字、画画、下棋、养花、钓鱼等，而且十分投入，只要一写字、一画画或一下起棋来，什么烦心事都忘了。

（2）遇事不急躁，少发怒：他们凡事想得开，想得通，放得下，不生闷气，不嫉妒别人，不斤斤计较，有事说出来，不闷在心里。

（3）知足常乐：情绪愉快才能保持身体健康，乐则长寿，而知足者才能常乐。

（4）与人为善，助人为乐：老年人若能做到乐于助人，不愁世事，不自寻烦恼，对生活充满信心，必然有利于心理平稳和较高的道德修养，从而保持身心健康。

（5）随遇而安：一个人一生中难免会遇到一些不顺心的事，长寿老人也不会例外。有的人虽受到老年丧子、中年丧妻或失败等残酷打击，但他们善于转移和调节自己的情绪，理智地对待挫折。其实，只要忘了那些不顺心的事，就会发现生活的美好。有的老人碰到不公平的事，豁达开朗，不气不恼，因而保持了心理的平衡和情绪的稳定。

长寿者的身体特征

既然健康长寿如此重要，那么哪些人更容易健康长寿呢？科学家们认为，以下 10 种人最具有长寿健康的福分。

身材矮者。美国科学家认为，人类的身高在一定的范围内，身体的潜能才能得到最大限度的发挥，这个身高标准是：男子为 165~168 厘米，女子为 159~162 厘米。

稍胖（重）者。现代人崇尚骨感美，然而美国科学家在调查 600 万人的体重与寿命关系后发现，稍胖的人无论在体能、抗病能力还是抗癌能力方面，均比瘦人优越，因而有较长的寿命。

秃顶者。男子秃顶虽然影响自己的形象，但是对于健康长寿确是十分有利的。这是因为，秃顶多因雄性激素分泌旺盛所致，而雄性激素恰恰是男子的护身符。男子秃顶者常常精力充沛，白发晚生，平均寿命高达 80 岁以上。

耳长者。耳朵长的人高寿，原因可能与其体内肾气旺盛有关。

腰细者。人们常说："裤带越长，寿命越短。"腰细者往往长寿，95% 的腰细者寿命在 70 岁以上，且很少患心血管疾病。

头胎者。在我国 90 岁高龄组老年人中，头胎和二胎者占 60.6%；100 岁年龄组老年人中这一比例高达 77.3%。由此可见，头胎、二胎者寿命较长。

居绿者。研究表明，在物质生活条件相同的情况下，常年与绿叶红花打交道的花匠，比常年生活于花木稀少、空气污浊闹市中的人平均多活 7 年。

多梦者。有的人睡眠好，有的人睡眠不好。这是因为睡眠好的人脑中含有一种睡眠的物质——催眠肽。而多梦的原因就是催眠肽的含量较高，有利于提高睡眠质量。

B 型血者。B 型血者长寿的原因可能与他们的性格有关，因为 B 型血者性格大多表现为温和平静，不过分争强好胜，这是长寿之人应有的一种健康心理。研究人员经调查研究发现，B 型血的人在长寿人群中的比例高达 83%。

血压略高者。许多老年人患有高血压，他们常常忧心忡忡，其实血压略高并不一定是坏事。研究结果表明，80 岁以上的长寿者血压大多保持在 160 / 90 毫米汞柱左右。

与健康长寿无缘的人

健康长寿是每个人都向往的，而健康长寿与人类的生活习惯和生活方式密切相关，那么生活中不利于健康长寿的因素有哪些呢？日本医学家经过多年研究，总结出以下 9 种人无缘享受天年，而易早逝。我们有必要了解这些不利于健康长寿的因素，并在日常生活中加以改正，这样才会延长寿命，安享天年。

嗜烟如命。吸烟对人体有害。据测定，烟草燃烧时释放的烟雾中含有 3800 多种已知的化学物质，其中绝大部分对人体有害，会对人体的多个器官造成危害，因此嗜烟如命的人更容易早逝。

经常酗酒。饮酒容易伤肝，经常酗酒会伤肝损脾，故容易早逝。

心胸狭窄。为人心胸极度狭窄的人，嫉妒成性，动不动就大发脾气，易患身心疾病而早逝。

生活无规律。生活没有规律，又不注重养生，容易导致多种疾病而早逝。

常爱吃药。有的人只要身体稍微感觉不适，就靠药物调整，甚至同时服用多种药物，结果往往会顾此失彼，甚至引起诸多不良反应而易早逝。要知道，是药三分毒，即使身体强壮的人，也经不起药物的折腾。

有病硬熬。患病后不及时上医院就诊，而是选择硬抗着，若任其发展，往往易使轻者变重，急性病熬成慢性病，失去良好的治疗机会，甚至威胁到生命安全。

心情忧郁。人的心情与健康有着密切的关系，如果一个人长期忧郁，闷闷不乐或悲哀过度，对什么事情都不感兴趣，就会既伤志又伤身，容易早逝。

身心孤独。性格孤僻，喜欢一个人独处，没有朋友，又不愿与他人交往和接近的人容易早逝。

不参加体力劳动。生命在于运动，不爱运动和锻炼的人以及不爱参加体力活动的人，容易早逝。

老年人的饭后养生之道

"饭后养生"对老人健康尤为关键，饭后漱口、揉腹、散步、听音乐都有益老人养生。

"饭后养生"对老人健康尤为关键，有关这方面的俗语有很多，如"饭后一杯茶，提神助消化"等。其实，饭后养生自古就有，以下就是古籍记载的饭后养生法。

饭后先漱口：古代医学家张仲景指出，"食毕当漱，令齿不败而口香。"保持口腔湿润度和清洁，可刺激舌上味蕾，增强味觉功能，有效防治口腔及牙齿疾病，并帮助消化。

饭后再揉腹：唐代大医学家孙思邈曾提出，"每食讫，以手摩面及腹，令津液通流。食毕当行步踌躇。"并要求"以手摩腹数百遍。叩齿三十六，津令满口"，只要能做到这一点，"令人能饮食，无百病"。具体做法：以掌心着腹，以肚脐为中心，慢而轻柔地顺时针和逆时针按摩各20圈。

饭后慢慢走：《摄养枕中方》中记载："食止行数百步，大益人。"说的是饭后缓行，可促进胃肠蠕动，有助于胃肠消化液的分泌和食物的消化吸收。但不可快走，不可进行剧烈运动。散步的时间应是饭后20分钟，绝不是刚吃完饭就出去散步。至于体质较差和患有胃下垂等病的人，饭后不宜散步，而要在饭后平卧10分钟。患有心脑血管病的人也不适合饭后散步。

饭后听音乐：《寿世保元》记载："脾好音乐，闻声即动而磨食。"道家也有"脾脏闻乐则磨"的说法。吃饭时听柔和清新的音乐，能促进进食并有助于消化；而饭后欣赏音乐，可以陶冶性情，使元气归宗，乐而忘忧。

蜂蜜——长寿食品

古代药书《神农本草经》记载："蜂蜜久服强志轻身，不饥不老。"可见，蜂蜜延年益寿的功效早在几千年前就已经被人们深刻认识到了。尤其对于老年人来说，蜂蜜更是不可多得的滋补佳品。

蜂蜜具有多种保健作用。首先，蜂蜜本身含有多种氨基酸，所含的矿物质与人体血液中的矿物质含量大致相似，有利于人体对矿物质的吸收。

其次，蜂蜜在人体内呈碱性，可中和血中的酸性成分，可以使人较快地消除疲劳，增进健康。

再次，蜂蜜能增强免疫功能，保持人体健康。蜂蜜中含有能预防心血管疾病所必需的多种维生素，如维生素 B_1、维生素 B_6、维生素 C、叶酸和烟酸等。

最后，蜂蜜中含有钾，其在人体内具有排钠的作用，可以维持血液中的电解质平衡。

蜂蜜在治疗疾病方面也有很好的作用。动脉硬化症患者可以常吃蜂蜜，能够起到保护血管、通便、降压的作用；慢性肝炎、肝功能不良的患者常吃蜂蜜有助于保护肝脏，改善肝功能；对于肺结核、虚痨久咳患者来说，蜂蜜是天然营养佳品，能够帮助他们增强体质；对于患有胃及十二指肠溃疡的老人来说，常喝蜂蜜可以起到良好的辅助治疗作用。蜂蜜能够改变血液成分，提高血色素、血细胞和血红蛋白的含量，所以非常适合贫血患者食用；神经衰弱、失眠、便秘者，食用蜂蜜可达到镇静、催眠、通便的效果。

市面上常见的蜂蜜种类有枣花蜜、洋槐蜜、紫云英蜜、桂花蜜、油菜蜜、棉花蜜、梨花蜜、椴树蜜、桉树蜜、荆条蜜和百花蜜等，其中又以华北、东北、华东地区所产的蜂蜜较好。

常吃 3 种"长寿菜"

长寿菜之一：含碘冠军——海带

海带为大叶藻科植物，又名海草、昆布等，因生活在海水中，柔韧似带而得其名。海带具有较高的营养保健价值，被誉为"海蔬菜""长寿菜""含碘冠军"。医学研究发现，海带中的钙具有防止血液酸化的作用，而血液酸化正是导致器官癌变的因素之一。海带中的有机碘具有降血压、降血脂作用。

除了碘，海带还含有丰富的钾，钾有平衡钠摄入过多的作用，并可扩张外周血管，常食用可以防治高血压。

长寿菜之二：氨基酸皇后——香菇

香菇是食用菌中的上品，素有"蘑菇皇后"之称。它含有30多种酶和18种氨基酸。人体8种必需氨基酸当中，香菇中含有7种。实验研究和临床报告显示，常食用香菇有降胆固醇，预防动脉硬化，维护血管健康的作用。

香菇中提取的香菇多糖以及香菇的发酵液，对抗肿瘤、保肝降脂及延缓衰老是有益的。香菇是纤维素含量高的食品，每100克香菇中含纤维素约30克，已达到成人全天的需要量。

长寿菜之三：天然抗生素——马齿苋

马齿苋又称五行草，在我国分布甚广，是一种古籍早有记载的野生药物。它鲜食干食均可，作草当粮都行，而且有着很好的医疗作用。马齿苋有杀菌消炎的作用，对痢疾杆菌、伤寒杆菌和大肠埃希菌有较强的抑制作用，可用于各种炎症的辅助治疗，素有"天然抗生素"之称，我国民间称它为"长寿菜""长命菜"。

马齿苋除含有蛋白质、脂肪、糖、粗纤维及钙、磷、铁等多种营养成分外，还含有大量的去甲肾上腺素和多量钾盐。去甲肾上腺素能促进胰岛素分泌，调节人体内糖代谢，具有降低血糖浓度，保持血糖稳定的作用；钾盐可降低血压，减慢心率，具有保护心脏的作用。

马齿苋还含有大量维生素E、维生素C、胡萝卜素及谷胱甘肽等抗衰老成分，常食用能预防血小板凝聚、冠状动脉痉挛和血栓形成，从而有效防治冠心病。

做干马齿苋，要选用马齿苋幼嫩多汁的茎，去须根，洗净后用沸水煮熟，再用盐渍一下，再用冷开水洗净，挤干水分即可。马齿苋可用肉丝烹，亦可用配蛋、肉丝做成羹汤食用，其味鲜美可口，口感脆润柔滑。

推荐食谱

【海带烧排骨】

原料：排骨700~800克，干海带约20根；萝卜600克，盐、酱油和生姜各适量。

做法：先将排骨用热水氽一遍。

海带洗净后，放到水里浸泡至柔软，剪成6~8厘米宽、10厘米长的小段，打"海带结"。

萝卜切成小块。

在锅里放入水和氽过热水的排骨，大火烧开，小火煮1~1.5小时。

加入海带，煮30~40分钟后，加萝卜、盐和酱油，继续用小火炖熟即可。吃时加一点姜末，味道更好。

功效：海带和排骨中的蛋白质、氨基酸含量非常高，可以有助人体迅速补充体力。更重要的是，海带是典型的"碱性食品"，排骨是"酸性食品"，两者组合起来，能使人体达到"酸碱平衡"。

【香菇煲仔鸡】

原料：干香菇50克，仔鸡1只（约500克），白萝卜200克（切块），生薏米50克。

做法：干香菇冷水洗净后浸泡发开，捞出香菇切块。白萝卜切块，薏米洗净备用。

香菇的浸泡水保留，滤去沉淀物及漂浮物，用此水煲汤。

将所有原料放入砂锅中，小火炖约1小时，煨熟后，吃肉喝汤。

功效：此汤有健脾养胃的功效，适用于脾虚胃弱、食欲不振的老年人。

【马齿苋炒鸡丝】

原料：鲜马齿苋400克，鸡胸脯肉100克，葱、姜末各10克，蛋清1个，干淀粉10克，味精、料酒、香油各适量。

做法：将马齿苋洗干净，沥水备用。

鸡胸脯肉切细丝，加盐、味精、料酒抓匀，再放蛋清、淀粉抓匀。

中火，锅中加油烧至五成热，下入鸡丝划散，变白色后，倒入漏勺沥油。

大火，加油烧至七成热时，下葱、姜末煸出香味，下马齿苋、料酒、清汤，炒熟，下盐、味精、鸡丝炒匀，再用湿淀粉勾薄芡，最后淋香油，装盘即可。

此菜白绿相间，鲜嫩脆爽，具有健脾益胃、清热解毒、消炎消肿的功效。对食欲不振、皮肤化脓性炎症、排尿不畅等病症患者有一定的辅助食疗作用。

饮食"三黑"作用多多

"三黑"：蘑菇、黑木耳、黑米。

蘑菇营养丰富，富含人体所必需的氨基酸、矿物质、维生素和多糖等营养成分，是一种高蛋白、低脂肪的营养食品。蘑菇能防癌抗衰老，提高机体免疫力，可预防便秘、肠癌、动脉硬化、糖尿病等疾病。

黑木耳是著名的山珍，可食、可药、可补，中国老百姓对它久食不厌，有"素中之荤""中餐中的黑色瑰宝"之美誉。它有益气、轻身强智、止血止痛、补血活血等功效。黑木耳富含多糖胶体，有良好的清滑作用，是矿山工人、纺织工人的重要保健食品，还具有一定的抗癌和治疗心血管疾病功能。

黑米外表墨黑，营养丰富，有"黑珍珠"和"世界米中之王"的美誉，尤其适合腰膝酸软、四肢乏力的老人，故黑米又有"药米"之称。将黑米熬成清香油亮、软糯适口的黑米粥，容易被人体消化吸收，还具有很好的滋补作用。

中老年人更需要补维生素

要关注抗氧化营养素含量

抗氧化营养素是一组特殊的维生素和矿物质，如 β - 胡萝卜素、维生素 C、维生素 E、硒、铜、锰等。它们可以协助清除过多的自由基，帮助中老年人预防多种慢性疾病，如心脑血管疾病、糖尿病、白内障等。抗氧化营养素的另一显著作用是保护 DNA 免受氧化损害，有助于延缓细胞的衰老，有益中老年人保持青春。

维生素 A：中老年人视力保护神

维生素 A 又名视黄醇，它对于维持人的视觉功能有着重要的作用。它参与了视网膜细胞内视紫红质的合成，有了视紫红质，人们从亮处进入暗处时，眼睛才能看清物体。一旦维生素 A 摄入不足，眼睛从亮光转到暗光的适应时间就会延长，暗光下的视力就会减退，严重时就是所谓的夜盲症。

长时间注视电脑、电视、手机等，都会使得维生素 A 消耗量增大，要格外注意补充。

维生素 A 还是黏膜分化和更新所必需的营养，对上皮细胞的细胞膜起稳定作用，能够维持上皮细胞的形态完整和功能健全。如果缺乏维生素 A，眼睛的结膜和角膜会出现干燥，泪腺分泌减少的现象，导致眼睛干燥，转动不灵。严重者甚至引起视网膜白斑、角膜软化或眼角膜溃疡。

维生素 D：强身壮骨大功臣

说到骨骼的强壮，大家都会想到钙。其实，维生素 D 对维持骨的健康也有不可或缺的作用。一方面，维生素 D 促进人体对钙的吸收，如果没有维生素 D，钙是不能被有效吸收的。另一方面，维生素 D 还可以直接作用于骨骼，促进骨的健康代谢。但是，维生素 D 本身的生理功能是非常弱的，需要经过肝脏、肾脏转化后，成为活性维生素 D，才能更好地发挥上述作用。

维生素 E：不只是祛除老年斑

维生素 E 是延缓衰老、美容祛斑的瑰宝。维生素 E 又称生育酚，是一种非常强的抗氧化剂，能够抑制脂肪酸的氧化，减少脂褐质（老年斑）的形成，并保护细胞免受自由基的损害，因此具有延缓衰老的作用。成人适当增加维生素 E 的摄入有利于身体健康。

维生素 E 能使人的皮肤免受自由基的伤害，可防止皮肤衰老，避免脂褐素沉着于皮肤，阻止生理性色素色斑的产生；并且，对不慎受紫外线灼伤的皮肤，维生素 E 还能起到良好的修护作用。此外，维生素 E 还有助于治疗痛经、不孕症及习惯性流产，在保护胎儿、预防新生儿溶血和黄疸的发生等方面有较好的作用。

中老年人体内自由基的聚集逐渐增多，组织及血液中过氧化脂质增加，因此患动脉粥样硬化、脑血栓等疾病的危险性大大增加。而维生素 E 所具有的强抗氧化作用，可以帮助减少自由基，防止过氧化脂质增多，保持心脏冠状动脉血管的活力，预防动脉硬化及血栓的形成，在预防及治疗心脑血管疾病方面有着重要作用。维生素 E 还可使中老年人的细胞膜免受自由基的伤害，延缓衰老。

维生素 C：人体需求量最大

维生素 C 是人体不可缺少的水溶性维生素，也是人体需要量最大的维生素。

吸烟者和老人更需要补维生素 C：

维生素 C 的生理功能很多，具有很强的抗氧化作用，既可延缓衰老又能减少和除掉老年斑。维生素 C 在体内还可促进铁、钙的吸收以及叶酸的利用，能够纠正贫血、防治骨质疏松症。研究认为，维生素 C 能抑制亚硝胺的合成，从而具有防癌的作用。维生素 C 在预防动脉粥样硬化、降低胆固醇方面也发挥重要作用。

吸烟者的维生素 C 消耗率比普通人群更高。研究显示，重度吸烟者比非吸烟者对维生素的需求量增加 40% 以上。吸烟的人多吃含维生素 C 的食物有助提高细胞的抵抗力，保持血管的弹性，消除体内的尼古丁。

叶酸：帮助中老年人防贫血

叶酸是维生素 B 族中的一员，它是一种对人体细胞发育成熟起辅助作用的水溶性维生素，是存在于蔬菜叶子中的一种有机酸。天然叶酸存在于动物肝肾、酵母及绿叶蔬菜中。叶酸和维生素 B_{12} 通常一起发挥作用，维生素 B_{12} 能够增加叶酸在人体内的利用率，与叶酸共同促进红细胞的发育和成熟，有效预防贫血。

老年人尤其警惕贫血

缺乏叶酸和维生素 B_{12} 容易导致巨幼细胞贫血，也称营养不良性贫血。国外有资料显示，60 岁以上的老年人群中，叶酸和维生素 B_{12} 缺乏的发生率均不低于5%，由此导致的营养性贫血发病率也随年龄增长而不断升高，从而严重影响了老年人的健康和生活质量。老年人的贫血症状出现得晚，发展缓慢，待发现时，往往已是中重度贫血，表现也更加复杂和多样化。因此，老年人如果出现面色苍白、乏力、气短等现象时，要注意是否贫血。

很多老年人因患有糖尿病和高血压等慢性疾病而过于强调饮食节制行为，长此以往则出现叶酸和维生素 B_{12} 缺乏，从而导致发生营养性巨幼细胞贫血。欧美国家推广强化食品，叶酸缺乏的情况已不多见，但我国叶酸缺乏的情况仍较为常见，其总体水平明显低于欧美国家，表现为女性低于男性，北方明显低于南方。

钙：中老年人骨骼强健全靠它

在构成人体的各种矿物质中，钙的含量居于首位，从骨骼、肌肉到血液，从器官、组织到细胞，人体内钙无处不在，它有形成及维持骨骼和牙齿的结构，维持肌肉和神经正常活动的作用。钙可以调节心脏搏动，保持心脏连续交替地收缩和舒张；钙能促使血小板聚集，加快伤口的血液凝结。

由此可见，钙是人体的"生命元素"，钙摄入不足或过多，都会对机体产生不利影响，从而导致某些疾病的发生；合理的钙营养则使骨骼健壮，减少和避免发生相关疾病。

锌：男人找回雄风需要它

锌被誉为生命的"火花"，是因为锌是人体的必需元素，人体所有的器官都含有锌，锌在皮肤、骨骼、毛发、前列腺、生殖腺和眼球等组织中含量最为丰富，它总是同酶和蛋白质相结合而发挥作用，从而与一切生命现象——生长发育、生殖遗传、衰老和疾病的过程结下了不解之缘。要想生命之树长青，离不开锌元素。

缺锌影响男性生殖

缺锌对男性的生殖系统有较大影响。如果体内锌不足，会影响精子的数量与品质。男性精液里含有大量的锌，锌直接参与精子的生成、成熟、激活或获能过程，锌能使精子保持良好的活力。业已证实，精液中富含锌元素，锌能增加精子的数量。

除了对提高精液质量有所帮助外，锌对保护前列腺也尤其有用。研究发现，在前列腺炎患者体内，锌含量只有正常人的1/10。目前的假说是这样的，正常人的前列腺液内含有很强的抗菌因子，而这种抗菌因子很可能就是一种锌盐。在慢性细菌性前列腺炎患者体内，锌的含量显著下降，抗菌的能力也变弱或消失。

实验证明，老年人补锌一个月后，体内免疫细胞明显增加，而缺锌可导致老年人发生各种感染和免疫系统疾病、丧失味觉。

铬：要长寿 补一点

铬是人体葡萄糖和脂质代谢的必需微量元素之一，是胰岛素正常工作的辅助因子。此外，铬还能修复、激活胰岛细胞，调节血糖，降低血脂，预防心血管疾病，增强机体免疫功能。还有动物试验证明，血清中铬浓度越高，动物寿命越长。流行病学调查发现，长寿老人的血铬含量较高。

中年时就要注意补铬

随着年龄的增长，人体中血铬浓度会逐渐降低。人过中年后，若血铬持续降低，易导致糖、脂代谢紊乱和动脉硬化，若不能及时补铬，则容易出现近视以及血糖增高、血管硬化等多种疾病。进入老年后，这些病理变化进一步发展，导致心脑血管疾病的发生和加重，免疫力下降。所以，中老年人应注意补充铬。

动物实验及临床医学都证明，缺铬可引发糖尿病，而补充足够的铬，可使糖尿病症状减轻，血糖控制平稳，从而减少降糖药用量。吡啶酸铬是一种三价有机铬络合物，它可以增强胰岛素的活性，保护胰岛细胞，有利于糖尿病的康复。

我们体内的铬，主要是通过食物吃进去的，随着年龄的增长，各组织和器官中的铬浓度均随之下降。但目前没有可靠的指标来评价铬在人体中的含量。

硒：保护心肌来奏效

目前能证实的硒的保健作用只有一个，即抗氧化。恰恰是这一点，使得硒能预防多种疾病甚至抵抗衰老。

抗氧化，护心肌

过氧化物和自由基被认为是心血管病及各种癌症的根源。而人体的抗氧化作用，就是通过阻断和破坏这两类"捣乱分子"实现的。目前，人体内已经确定有25种含硒的酶和化合物，它们的主要功效都是抗氧化。硒能起到调节心肌中的辅酶 Q，保证其维持在适当水平的作用。在能量代谢中，辅酶 Q 是重要的辅助因子，缺乏辅酶 Q，心肌和其他肌肉产生的能量就会下降，使这些组织无法维持正常工作。

铜对人体益处多多

目前，人们比较注意补充铁、锌等，但是对铜缺乏会引起的各种疾病没有引起足够的重视。其实，铜是人体所必需的主要微量元素，对人的健康也非常重要。

铜对人体益处多多

大脑的"益友"：铜与锌、铁等一样都是大脑神经物质的重要成分。如果摄取不足可导致神经系统失调，使大脑功能发生障碍。铜缺乏将使脑细胞的活力下降，从而造成记忆力衰退、思维紊乱、反应迟钝，甚至导致步态不稳、运动失常等。

心脏的"卫士"：当人们将心脏病的原因单纯归咎于高脂肪、高胆固醇饮食时，美国科学家提醒人们，绝对不可忽视铜元素的缺乏。铜元素在人体内参与多种金属酶的合成，其中的氧化酶是保持心脏和血管弹性的重要物质。铜元素一旦缺乏，此类酶的合成减少，心血管就无法维持正常的形态和功能，还会导致冠心病的发生。

抗衰老的"能手"：人体的衰老是由体内自由基的代谢废物引起的，这些代谢废物又是多种老年疾病的祸根。研究表明，含铜的金属硫蛋白、超氧化物歧化酶等有较强的清扫此种代谢废物的功能，保护人体细胞不受其害。

防治白发的"灵丹"：人的头发为何早白？体内缺铜是一个重要原因。缺铜可使人体内多巴胺合成受阻，而多巴胺又是黑色素的中间产物，最终会妨碍黑色素的合成，遂引起头发变白。

人体催眠剂：过去人们普遍认为失眠是由于长期精神负担过重，忧虑过度，脑力劳动者用脑过度等因素引起的。殊不知体内缺乏微量元素铜，也是导致失眠的原因之一。研究发现，铜与神经系统关系密切，体内缺铜会使神经系统的抑制过程失调，使内分泌系统处于兴奋状态而导致失眠，久而久之，可导致神经衰弱、长期失眠。

三个"不老"保长寿

想长寿，必须让身体的每个器官都减缓衰老的速度，保持活力。其中，筋骨不老、功能不老、心情不老，是保证长寿的3个关键要素。

动得快活，筋骨永不老。生命在于运动。老年人要选择一项适合自己的运动，以激发身体活力，减缓老化，有助于增强体质，提高免疫力。运动对于筋骨也大有裨益，筋骨互相关联，筋对骨有着支撑、保护、缓冲的作用，锻炼时筋骨同练，筋更为坚韧，就能对骨头起到更好的保护作用，防止骨折。

五六十岁的中老年人，可以选择运动量稍大的运动，如做操、打球、跳舞、打太极拳等，运动量以微微出汗为宜；七八十岁的老人要适当减少运动量，最好的运动是散步，可以在下午三四点外出散步半小时，运动量以感到轻松、愉快为宜。天气不好时，在家里甩臂、弯腰、抬腿，也是不错的运动。

吃出均衡，功能永不老。老年人的消化功能逐渐减弱，更要想办法做到营养均衡。百岁寿星、著名经济学家陈翰笙博士，每天饮食坚持"三个一"，早上吃

1个鸡蛋，晚上1杯奶，每天吃1个水果，而且一日三餐多吃素，少吃肉。老人可以此为借鉴，每天吃肉、蛋、奶，但不要吃得太油腻，口味不要太重。

山药、土豆、白菜、萝卜、豆浆、蜂蜜、香蕉、橘子、苹果都是比较适合老年人的食物。在做法上，要以炖菜为主，炖菜比较软烂、清淡，易于消化。历代养生家对老人喝粥都十分推崇，称粥为"世间第一滋补食物"。粥易消化、吸收，能和胃、补脾、清肺，比较适合老年人，其中小米粥、燕麦粥都是不错的选择。也可以把黑芝麻、核桃、薏米等按照口味调配，打成五谷米糊当晚饭吃。需要注意的是，老年人不要吃太饱，一般以七八分饱为宜，但也不要饿着，尤其是低血糖、低血压老人更不能饿，可以在下午4点左右适当加餐，吃些点心、水果、坚果等。

主动交流，心情永不老。老人，不要整天把自己关在家里，要多走出家门，多参加社会活动，多和家人以外的人进行交流，如去小区、公园散步时，主动和其他人聊天，这样大脑能积极运转，心情也会更好，能防止抑郁。研究发现，家庭社会的支持，以及亲朋好友间多交流，可以减少老年人患病的概率，有助于延年益寿。老年人也可以培养自己的爱好，如书法、摄影、旅游等，从中找到生活的乐趣。此外，老年人也可以尽己所能多帮助别人，如做志愿者参与社区服务等，这样可以提升自我价值感，在帮助别人的同时，找到快乐。

动可延年，乐则长寿

俗话说"要活就要动"，运动可以促进血液循环，增强体力，提高抗病能力。同时，运动还会让人浑身发热、出汗，促进新陈代谢，对养生很有好处。但值得注意的是，运动一定要适度，不可超量。另外，每天早晨或晚上做5~10分钟四肢活动的自由操，即左右摆动四肢，用手指梳头发，然后两手擦面部、按摩耳翼，左右缓慢转动颈，能使头目清爽、两腿轻健，减少面部皱纹，控制颈椎病。

注重适度运动的同时，还要有乐观的生活态度。古人有句卫生歌，是这样说的："世人欲知卫生道，喜乐有常嗔怒少。心诚意正思虑除，顺理修身去烦恼。"朱良春说，人是处在矛盾之中的，经常会遇到不顺心的事，但他从不懊恼、不耿耿于怀，对名利之争一笑了之，泰然自若，真正做到《黄帝内经》中所说的"恬淡虚无，真气从之"。

夏季消暑养生应注意什么

老年人代偿和适应能力较差，在夏季一定要注意防暑，否则也会导致各种疾病的发生。所以，在消暑时应注意以下问题：

不宜在阴凉处久卧、久睡：如屋檐下、楼道、草坪、走廊及树阴下是消夏避暑的好地方，但这些地方难免潮湿或阴凉过甚。老年人在这些场所休息时，应铺上软席等，不要直接坐地上，休息片刻要起来活动一下身体，如感觉有风，应侧面迎风，勿让风直接吹胸和后背。久坐湿地和睡凉处，容易导致中风、偏瘫、嘴歪眼斜（面神经炎）、鼻塞咽痛及皮肤湿疹等疾病。

不宜久用电扇和空调：老年人用电扇、空调久吹后，易使身体局部血液循环受阻，致使肌肉酸痛。同时可有头痛、腰肌劳损、肩周炎、脉管炎和面神经炎等。

不宜久洗冷水澡：老年人冲冷水澡，可造成体温骤然下降，容易使筋骨受寒，四肢关节疼痛，肢体麻木，尤其患有风湿性关节炎的老人，更不宜冲洗冷水澡。

不宜滥用消暑药物：许多消暑药物是通过神经系统发生作用的，老年人的神经系统易受药物作用的影响，如过多服用消暑药，会引起神经调节失常，因而用时应慎重。

不宜过多食用冷饮，当心脾胃失调：天热吃冷饮可解胃热，然而，老年人不宜过多饮用。冰汽水、雪糕、啤酒等可使肠道的血液循环减慢，蠕动减弱，甚至痉挛。饭前饭后食冷饮，可冲淡胃液、减慢蠕动、影响食物消化。所以，饭前30分钟和饭后1小时，更不宜食冷饮。

冬季防寒养生要诀是什么

一是防脚寒，常做足浴。因为足部经常与地面接触，散热量大，足部肌肉脂肪少，血管较细，且离心脏较远，供血较少，保温性差，受寒冷刺激后还可反射性地引起呼吸道的血管收缩，易致感冒、肺炎。为此要经常做足浴。另外，还要注意背部的保暖，情况与足部相似，其受寒冷刺激后易引起周身发病。睡前最好用热水洗脚，俗话说"睡前烫烫脚，胜似安眠药"。

二是防颈寒，戴围巾穿立领衣。秋冬是颈椎病的多发季节。专家介绍颈部是人体的"要塞"，不但分布着血管，还有神经和重要的穴位，如大椎穴、风池穴等，戴围巾、穿立领装保暖颈部是个好办法，不但能挡寒风给脖子保暖，还能避免头颈部的血管因受寒而收缩，对预防心脑血管病、失眠等，都有一定的好处。

三是防鼻寒，晨起冷水搓鼻。立冬之后"凉燥"更明显，鼻炎成了老年人的大烦事，专家介绍每天早晚用冷冰水洗鼻有利于提高鼻黏膜的免疫力，是防治鼻炎的好方法。用冷冰水搓鼻洗脸，可促进鼻黏膜血液循环而防鼻寒。

四是防腰寒，双手搓腰暖肾阳。双手搓腰有助于疏通带脉、强壮腰脊和固精益肾。腰部为"带脉"（环绕腰部经脉）所行之处。

五是冬季宜进补。老年人冬季应摄取营养丰富、热能高的食物，以增加热能来源。饮食热能充足，就可抵御寒冷。米、面、鱼、肉、蛋、乳和豆制品，均是适合于老年人的佳美食品，要平衡搭配，烹调合理，硬软适当，饥饱适宜。

六是体育锻炼。可促进新陈代谢和血液循环，一定要合理安排。

七是居室要温暖适度。要选好取暖设备，室温不宜太高，20℃就可以了。室温稍暖时要定时开窗，保持室内空气新鲜。室内可种些花草，以调节空气和温度。

第四章 慢病用药与运动指导

原发性高血压

用药护理指导

1. 应根据医嘱按时服药；不可因急于使血压降至正常，而自行加大剂量，以免意外发生。

2. 不可随意停药，以免加重病情，引起高血压危象等急症。

3. 如眩晕定时发作，可在发作前 1 小时服药。

4. 呕吐严重者，少量分次服，服药后静卧 1 小时。

5. 应防止发生体位性低血压。

运动康复指导

1. 改变体位时动作缓慢，卧位起身、蹲位站起时不宜过快、过猛，不宜做大的旋转或猛转身体的动作。

2. 康复锻炼时必须有人陪同，防外伤、防跌倒。

3. 随身可携带硝酸甘油、麝香保心丸等药物以便急性发作时使用。

4. 眩晕而昏倒不知人事，急按人中穴，予平卧并及时送医院救治。

5. 适当运动有利于降低血压，如高血压保健操（按摩头部、耳部、胸、腹、肋、膝等）、太极拳、散步等，增强机体抵抗力。

帕金森病

用药护理指导

1. 认真记录用药情况，如药名、剂量、用药时间。

2. 按时服药并熟记各种药物的不良反应：

（1）苯海索或东莨菪碱等药物：可使患者头晕、口干、视物模糊、便秘、幻觉、记忆力下降等。

（2）美多巴、帕金宁等药物：在服药期间应禁用维生素 B，可出现幻觉、错觉等精神症状、胃肠道症状、直立性低血压等。此外，美多巴应在饭前半小时左右服用，这是因为左旋多巴类药物会与食物中的蛋白质相结合，影响吸收，所以服药必须与进食肉类、奶制品的时间间隔开。

（3）金刚烷：可有肝、肾功能损害；双下肢可出现网状青斑、水肿等。

运动康复指导

1. 长期卧床的帕金森病晚期患者需要按时翻身，做好皮肤护理，以防尿便浸渍和压疮的发生。

2. 主动肢体功能锻炼。轻症患者应坚持一定的体力活动，主要进行肢体功能锻炼，四肢各关节做最大范围的屈伸、旋转等活动，预防肢体挛缩、关节僵直的发生。此外，应注意根据季节、气候等情况决定室外活动的方式、强度。

3. 被动肢体功能锻炼。晚期患者应坚持进行被动肢体功能锻炼，并加强肌肉、关节按摩，以促进肢体的血液循环，对防止和延缓骨关节的并发症有意义。

（1）家庭按摩法：患者平躺在床上，家属用双手的拇指和食指捏在一起，按揉肾点、肝点、头顶点各 100 次。

（2）手部运动疗法：患者可将手掌伸平，摊开双手，用一只手抓住另一只手的四指向手背方向扳压。还可以掌心向上，将手掌按在桌面上，尽量使手指接触桌面，反复练习手指张开和闭合的动作。

安全防护

1. 专人陪护。

2. 下床活动及如厕时，穿防滑鞋，防跌倒、防滑倒。

3. 睡觉时，应上好床栏，以防坠床。

阿尔茨海默氏症

用药护理指导

1. 用药时必须有人在旁陪伴，以帮助患者按时、按量服下，以免遗忘或错服。

2. 用药后也要观察患者有何不良反应。

3. 吞咽困难者不宜吞服药片，最好研碎后溶于水中服用。

运动康复指导

1. 语言康复锻炼。鼓励患者开口说话，随时给予肯定，同时可手势或书面笔谈，加强沟通，进而从简单的字、音、词开始。

2. 其他，如生活能力及记忆力的训练。

3. 注意要点：

（1）康复锻炼时必须有人陪同，防外伤、防跌倒、防坠床。

（2）维持患者的适应水平，掌握规律，不强制患者。

安全防护指导

1. 不要让患者单独外出，以免迷路、走失，衣袋中最好放一张写有患者姓名、地址、联系电话的卡片或布条，一旦走失，以便寻找。

2. 行走时应有人扶持或关照，以防跌倒。对居住在高层楼房的患者，更应防止其不慎坠楼。

3. 患者的日常生活用品，应放置于其看得见、找得到的地方。

4. 妥善保管家中危险物品，如药品、化学日常用品、热水瓶电源、刀剪等，减少室内物品位置的变动，保障患者安全，以防事故发生。

5. 睡床要低，必要时可加床；洗澡时注意不要烫伤。

6. 不要让患者单独承担家务，以免发生煤气中毒、火灾等意外。

7. 最好时时处处不离人，随时有人陪伴。

动脉粥样硬化性心脏病

用药护理指导

1. 按时按量服药

（1）严格按照医嘱服药。

（2）随身常备硝酸甘油、麝香保心丸等药物。

2. 硝酸甘油

（1）正确服法：将药片放置在舌下，让药片自然溶化，这样药物利用度高。

如果觉得口里干燥，可以少量饮水。胸痛严重，也可以将其嚼碎。

（2）起效时间：含服后 1~3 分钟起效，作用维持 10~45 分钟。

（3）注意要点：①用药 15 分钟内不得超过 3 片；②服药后应该靠在座椅上休息 15~20 分钟，不可站立或平卧，过早活动会引起眩晕；③对硝酸甘油很敏感的患者，如服用 1 片，就出现头痛、头胀、晕眩、面色潮红、心悸等症状，应减量服用，如在症状消失后，口内仍有余药，应立即吐出。

3. 肠溶阿司匹林

（1）主要作用：降低心血管危险因素，防治脑血栓和脑缺血、心肌梗死等疾病。

（2）服用时间：心绞痛、血栓、脑缺血、心肌梗死等疾病，一般多在晚上和早晨起来前，所以最好在晚饭后或睡觉前服用肠溶阿司匹林。

（3）注意要点：服用肠溶阿司匹林应定期监测凝血功能，一旦出现牙龈反复出血或发生皮下瘀斑瘀点，应立即停药并尽早就诊。

饮食护理指导

1. 原则：低盐、低脂、低胆固醇饮食。

2. 注意要点：

（1）合理膳食，补充蛋白质、微生物和微量元素。

（2）多吃鱼、豆制品。

（3）多吃富含高纤维素食物，如各种蒟蒻、红薯等。

（4）多吃新鲜蔬菜，如香菇、洋葱、茄子、油菜、胡萝卜、莲藕等。

（5）多吃新鲜水果，如芒果、山楂、番木瓜、柑橘、橙子等。

（6）选用的油类：豆油、菜籽油、茶油等。

（7）适量饮醋，可软化血管。

（8）限制食盐的摄入：伴高血压者，食盐每天摄入在 5g 以下（如果夏天出汗较多可适当增加）。

（9）限制脂肪的摄入，少吃动物脂肪和胆固醇含量高的食物，以植物脂肪（大豆、芝麻、核桃等）为主。

（10）控制总热量的摄入，限制体重增加。

（11）戒烟少酒。

高脂血症

用药护理指导

1.降血脂药物

（1）降胆固醇药物：他汀类（立普妥、舒降之、来适可、血脂康等）。

（2）降三酰甘油药物：贝特类、力平脂等。

2.坚持服药

（1）坚持每天服药，宜每天同一时间服药。

（2）将药瓶放在容易看见的地方（避免让儿童和宠物触及）。

（3）每天服药后在日历上做记号。

（4）在日历上标注再次去医院续药的日期。

（5）即使自我感觉良好且血脂降至正常水平，仍应继续服药。

注意要点

（1）特别注意使用降血脂药物应在首次用药4~8周时，去医院复查肝功能、心肌酶和血脂。以后每3~6个月再复查上述指标，如果无异常，改为每6~12月复查1次。如肝功能出现异常，应暂停。

（2）在用药过程中应注意有无肌肉疼痛、肌压痛、肌无力、乏力和发热等症状，有上述症状应及时就医。

运动康复指导

1.经常运动可增加"好"胆固醇（高密度脂蛋白胆固醇）。运动项目：如散步、游泳、慢跑等；建议每周3~5次，每次30分钟。

2.定期体检。45岁以上肥胖者、高脂血症家族史者、经常参加应酬者、精神高度紧张者，都属高发人群，建议每年应检查一次血脂。

反流性食管炎

用药护理指导

1.胃动力药：

（1）应在饭前半小时口服。

（2）常见不良反应：口干、腹泻、皮疹等。

2. 胃黏膜保护剂：只需少量温水把药送服下去即可，半小时内不宜喝太多水。

运动康复指导

1. 环境：季节变化时注意胃部保暖，避免受凉。

2. 避免夜间反流：睡前不进食，睡觉时将床头抬高 10~15cm。

3. 腹部按摩：仰卧位双腿屈曲，用右手的掌心在腹部按顺时方向做绕圈按摩，也可从上腹往下腹缓缓按摩，每天 3~4 次，每次 5~10 分钟。

4. 口腔护理：

（1）反酸明显患者，可以用温淡盐水漱口；

（2）口苦、口臭、牙龈肿痛者，可给予中药含漱。

糖尿病

用药护理指导

1. 糖尿病的治疗方案由专科医生制订，根据患者的不同情况而有所不同，糖尿病患者必须在医生指导下使用糖尿病药物。

常用口服降糖药及不良反应			
序号	药物名称	种类	不良反应
1	磺脲类	格列本脲、格列美脲、格列奇特、格列吡嗪、格列喹酮	低血糖、体重增加
2	格列奈类	瑞格列奈、那格列奈、米格列奈	低血糖、体重增加
3	二肽基肽酶 -4 抑制剂（dpp-4）	西格列汀、沙格列汀、维格列汀	胃肠道反应如恶心、呕吐等
4	双胍类	降糖灵、二甲双胍	胃肠道反应、罕见诱发乳酸性酸中毒
5	a- 糖苷酶抑制剂	阿卡波糖、伏格列波糖	胃肠道反应如腹胀、排气等
6	噻唑烷二酮类（TZDs）	罗格列酮、吡格列酮	体重增加、水肿

2.GLP-1 受体激动剂：（1）种类：艾塞那肽、利拉鲁肽。（2）常见不良反应：胃肠道反应，如恶心、呕吐等。

3. 胰岛素注射指导

（1）注射部位的选择：①餐时胰岛素等短效胰岛素：最好选择腹部。②希望胰岛素的吸收速度较缓：可选择臀部。臀部注射可以最大限度地降低注射至肌肉层的风险。

（2）关于注射部位轮换的推荐：①可将注射部位分为四个象限（大腿或臀部可等分为两个等分区域），每周使用一个象限并始终按顺时针方向进行轮换。②在任何一个象限或等分区域内注射时，每次的注射点都应间隔至少 1cm，以避免重复的组织损伤。

（3）注射部位检查和消毒：①注射前检查注射部位：一旦发现注射部位出现脂肪增生、炎症或感染，应更换注射部位。②注射时：应保持注射部位的清洁。③注射前应用 75% 的乙醇消毒注射部位。

足部护理指导

日常生活中，糖尿病患者要注意足部卫生和保暖，从而避免出现足部异常情况。经常自查足部，若发生水泡、皮裂、磨伤、胼胝、足癣、甲沟炎等任何微小的足部损伤和感染，不要随意自行处理，以免形成溃疡或坏疽。

1. 每天用温水洗脚

（1）建议温度应低于 40℃，切忌用热水烫脚。

（2）每天晚上检查足部及趾间有无水泡，有否擦伤及皮肤破损。

（3）保持足部干燥。

（4）洗完后可按摩下肢，以促进下肢血液循环，改善局部症状。

（5）脚上如有鸡眼、老茧，不可自行处理，一定赴医院就诊。

2. 正确的趾甲修剪：要将趾甲剪平，不要修剪得太短，与皮肤边缘保持一定距离，并把边缘磨光滑，小心损伤皮肤。

3. 要穿舒适的鞋子和袜子

（1）避免穿小鞋、硬底鞋、高跟鞋，以防足部运动受到限制。

（2）袜子最好是纯棉制品，要保证平整、无褶皱，不穿带补丁或有破洞的袜子。

（3）袜口不宜过紧，以免影响血液循环。

4. 抬高下肢

（1）坐着的时候把脚抬高，抬高下肢能促进静脉回流，避免长时间跷二郎腿。

（2）不要采用交叉盘腿式或一下肢压在另一下肢上的坐姿，这样容易影响被压下肢的血液循环。

5. 其他冬季糖尿病患者不要用热水袋、电热毯等为下肢或脚部取暖，因为温度过高容易导致下肢的感觉神经麻痹，极易烫伤。

运动康复指导

1. 原则

（1）因人而异：应根据糖尿病类型，病情，是否伴有高血压、冠心病等来制订运动方案，并随病情、药物的种类或剂量及饮食的改变做调整。

（2）循序渐进、持之以恒：应根据自身对运动产生良好适应性经历进行开始、适应和维持三个阶段，避免运动量增加过大和过快。

（3）将运动融入生活，如尽量少用汽车代步和乘电梯等。

2. 注意要点

（1）充分评估自身的体质和病情，在医生的指导下制订有效的运动计划。

（2）准备宽松舒适的运动服、有弹性的运动鞋和吸水性较好的棉袜。

（3）随身携带一些食物，如饼干、糖块、巧克力或含糖的饮料和水，尤其是在运动量相对较大时，一定要及时补充糖和水分。

（4）为保证安全，糖尿病患者最好结伴运动，特别是参加较高强度的运动时，应告诉同伴自己是糖尿病患者、血糖不正常时的表现有哪些等信息，以便出现意外情况时及时处理和救治。

（5）运动前：①充分的准备活动：做5~10分钟的准备活动或热身运动，活动一下肌肉、关节，以免运动中拉伤肌肉、扭伤关节和韧带；同时，可使心跳、呼吸的次数逐渐加快，以适应下一步将要进行的运动。②最好进行自我血糖监测，血糖过高（大于14mmol/L）或者过低（小于3.9mmol/L），都不能进行运动，否则会引起代谢紊乱。③补充一定量的水分，以保证身体运动的需要。

（6）运动后：应做好整理活动。

（7）老年患者晨练的注意要点：①不宜起得过早：清晨 4 时左右，血液黏滞性最高、流动性最差，易凝结成血栓，阻碍血液循环，是心血管疾病多发的时间。因此，晨练不宜起得过早，尤其是糖尿病并发心血管疾病者，在此时间内不要参加急剧的、较大运动量的活动。②不宜在日出前到树林里锻炼：清晨树林里的二氧化碳含量高，氧气含量却很低。日出前到树林里锻炼身体，会吸入较多的二氧化碳，严重时会出现头晕，甚至晕倒。只有在日出后，树木开始光合作用，树林里的空气质量才变得越来越好。③强度不宜过大：刚起床，身体各组织、器官处于抑制状态，突然剧烈运动，肌肉中血流量急剧增大，会加大心脏的收缩强度与频率，心肌会因供氧不足而过早疲劳，以致产生胸闷现象。另外，糖尿病患者也应防止因运动强度过大而导致的低血糖反应。④不宜一心多用：晨练过程中，若同时还在听广播、录音，会影响中枢神经系统持续稳定的兴奋性，造成运动情绪上的不规则波动，打破机体系统的调节规律，使晨练效果大打折扣。⑤不宜在楼群中锻炼：因为高楼大厦之间往往会形成忽强忽弱、忽上忽下、不停变化的"高楼风"，人在这种环境下锻炼很容受凉感冒，血糖水平会出现变化。

3. 不适宜运动的糖尿病患者

（1）血糖控制不佳，血糖很高或血糖波动大的患者。

（2）合并急性并发症的患者，如糖尿病酮症、酮症酸中毒或神经高渗性昏迷等。

（3）合并严重慢性并发症的患者，如心肾功能衰竭、严重视神经病变、下肢大血管病变、糖尿病足、自主神经功能紊乱等。

（4）其他：包括各种感染、心律失常、新近发生的血栓等。

肺炎

用药护理指导

1. 治疗上，针对细菌等病原体进行治疗。

2. 对发烧、缺氧、咳嗽等症状的治疗以及全身支持治疗（即给氧、输血、输血浆等），以增强机体的抗病能力。

3. 抗生素是治疗肺炎的重要药物，但要严格掌握适应症，合理使用。细菌性肺炎是抗生素的主要适应症，而病毒性肺炎使用抗生素治疗基本无效。大叶性肺炎应用青霉素有特效，如皮试过敏不能应用时，可选用红霉素口服或静脉滴注。支气管肺炎一般选用青霉素，亦可选用红霉素。金黄色葡萄球菌肺炎可选用大剂量青霉素静脉滴注，亦可选用红霉素等二、三种抗生素联合应用。抗生素治疗不能滥用，当用则用，不当用则不用。

运动康复指导

肺炎患者在病情允许的情况下，建议进行简单的呼吸锻炼。如腹式呼吸锻炼：患者全身肌肉放松，平静呼吸，用鼻吸气，经口呼气，呼吸要缓慢均匀，切勿用力呼气，吸气时腹肌放松，腹部鼓起，呼吸时腹肌收缩，腹部下陷。呼与吸时间比例为（2~3）:1，每分钟约 10 次。

慢性阻塞性肺疾病

用药护理指导

开始应用茶碱 24 小时后，就需要监测茶碱的血浓度；并根据茶碱血浓度调整剂量。茶碱过量时会产生严重的心血管、神经毒性，并显著增加病死率，因此需注意避免茶碱中毒。

运动康复指导

1. 取合适体位，如高枕卧位、半卧位或端坐位。

2. 采用放松术，如缓慢呼吸、全身肌肉放松、听音乐等。

3. 卧床患者定时翻身拍背，痰液无力咳出者，予胸部叩击或振动排痰。

4. 进行呼吸功能锻炼，常用的锻炼方式有缩唇呼吸、腹式呼吸等。

5. 呼吸操练习：提高肺活量，改善呼吸功能。以缩唇呼气配合肢体动作为主，吸气用鼻，呼气用嘴。第一节，双手上举吸气，放下呼气，10~20 次；第二节，双手放于身体侧面，交替沿体侧上移下滑 10~20 次；第三节，双肘屈曲握拳，交替向斜前方击拳，出拳吸气，还原呼气，10~20 次；第四节，双腿交替抬起，屈曲90°，抬起吸气，放下呼气；第五节，吹悬挂的小纸球训练。

痛风

<u>用药护理指导</u>

1.抑制尿酸合成的药物——秋水仙碱等。

（1）效果：消炎、止痛。

（2）不良反应：常有胃肠道反应；若患者一开始口服即出现恶心、呕吐、水样腹泻等严重胃肠道反应，应及时停药。

2.控制嘌呤合成的药物——别嘌呤醇。不良反应：除有皮疹、发热、胃肠道反应外，还有肝损害、骨髓抑制等，肾功能不全者，用量宜减半。使用该药时若出现皮疹，应及时就医。

3.非甾体抗炎药——吲哚美辛。

（1）不良反应：活动性消化性溃疡或消化道出血。

（2）注意要点：每4~8周至医院随访，复查肝肾功能和血常规。

<u>运动康复指导</u>

1.痛风急性发作时应以卧床休息为主。

2、待疼痛缓解可进行适当的体育锻炼。

3.根据疾病恢复的情况决定运动的强度和时间，一般以散步、太极拳、气功为主。而竞技性强、运动剧烈、消耗过大的运动皆不适宜，如跑步、长途步行、旅游等。

4.可多做一些手指屈伸运动，防止关节僵硬畸形。

5.注意四肢防寒保暖，鞋袜穿着宜宽松舒适，局部保暖，并在关节处加套，以免关节损伤。

6.勿持重物，可使用辅助工具（如拐杖、助步器等）减轻对关节的负重。

7.积极治疗与痛风相关的疾病，如高血压、高血脂、糖尿病和冠心病等。

颈椎病

<u>用药护理指导</u>

1. 改善循环药物：如地奥司明片、复方丹参片等。需注意的是，在服用地奥司明片期间，少数患者会出现轻微的胃肠道不适，但并不需要停止治疗。严重胃肠道症状应及时就诊。

2. 外用止痛药膏：如正鑫疼痛贴等。

（1）注意皮肤破损处不宜使用。

（2）每24小时更换，并注意周围皮肤有无水泡、皮疹等过敏现象。

3. 其他：在急性疼痛期，遵医嘱给止痛类药，并饭后服用，以防引起胃溃疡。

运动康复指导

1. 颈部保护

（1）保持正确坐姿，避免长时间伏案工作。

（2）避免长时间半躺在床头，曲颈斜枕看电视、看书。

（3）避免颈部劳累、受寒，注意颈部的保暖，睡眠或外出时颈部应避免直接受冷风侵袭，冬季可使用围巾保护。

2. 睡姿

（1）仰卧睡眠对颈椎的健康最有利，也是很好的治疗颈椎病的方法。

（2）睡眠时应避免颈部悬空，保持头颈部在一条直线上，避免扭曲，枕头要超过肩，不宜过高，为握拳高度（平卧后），枕头的颈部稍高于头部，可起到良好的放松作用。

（3）建议使用颈椎枕，使枕头与肩颈贴合。

3. 颈部保健操

（1）拔项法：吸气时头顶向上伸展，下颌微收，双肩下沉，使颈部后方肌肉紧张用力，坚持3秒，然后呼气放松。

（2）项臂争力：两手交叉，屈肘上举，用手掌抱颈项部，用力向前，同时头颈尽量用力向后伸，使两力相对抗，随着一呼一吸有节奏地进行锻炼。

（3）仰首观天：双手叉腰，先低头看地，闭口使下颌尽量紧贴前胸，停留片刻，然后头颈仰起，两眼看天，仍停留片刻，反复进行。

（4）回头望月：头部转向一侧，头顶偏向另外一侧，双眼极力向后上方观望，如回头望月状，坚持片刻，进行对侧锻炼。

（5）保健"米字操"：身体直立，双手自然下垂，挺胸，抬头，目视前方，颈部向左侧屈，吸气，复原时呼气，再向右侧屈。颈前屈，下颌贴胸。颈后伸到最大限度。头向左斜上方摆动至最大限度，再向右斜上方摆动至最大限度，配合呼吸。向左斜下方摆头至最大范围，再向右斜下方摆动至最大范围。整个过程就像头部在写出一个"米"字的感觉。

4. 随访定期复查 CT

腰椎间盘突出症

用药护理指导

1. 活血通络药物：仙灵骨葆胶囊、强骨胶囊等。

2. 止痛药物：双氯芬酸钠缓释片等。在急性疼痛期，遵医嘱给止痛类药，并饭后服用，以防引起胃溃疡。

3. 外用止痛膏药：正鑫疼痛贴等。使用时还需注意皮肤破处不宜使用，24 小时更换，注意周围皮肤有无水泡、皮疹等过敏现象。

运动康复指导

1. 体位的改变：

（1）床不宜太软，卧硬板床休息是最基本的康复措施。

（2）掌握改变体位的正确方法，保持脊柱水平。

（3）下床活动时不应由仰卧直接起身，应先侧身，用手臂缓慢将身体支撑起来。

（4）下床后建议佩戴腰托。

（5）忌腰部用力，避免体位的突然改变。

2. 坐姿：许多人认为坐是一种休息，但对于腰椎来说却是例外，在坐姿时腰椎间盘所承受的压力最大。

（1）保持良好的坐姿。

（2）长期伏案工作者需注意桌、椅高度，定期改变坐姿。

3. 保护腰部：

（1）咳嗽、打喷嚏时注意保护腰部，避免诱发和加重疼痛。

（2）工作中需经常弯腰者，应定时伸腰、挺胸活动，并使用宽的腰带。如需弯腰取物，最好采用屈髋、屈膝下蹲方式，减少对腰椎间盘后方的压力。

4. 保健操：在病情允许的情况下，加强腰背肌训练，可增加脊柱的内在稳定性。

（1）直腿抬高：仰卧，两腿伸直，轮流抬起，动作轻松稍快，不引起疼痛为度，连做 8~10 次。

（2）蹬空蹬力：仰卧，屈膝，大腿贴腹，两手抱膝，腰背点床，使腰肌和下背部肌肉放松，然后分开两手，两腿伸直，连做 3~5 次。

（3）飞燕式：取俯卧位，双下肢伸直，两手贴在身体两旁，下半身不动，抬头时上半身向后背伸，每天 3 组，每组 10 次；逐渐增加为抬头上半身后伸与双下肢直腿后伸同时进行，腰部尽量背伸形似飞燕，每天 5~10 组，每组 20 次。

（4）五点式：可锻炼腰、背、腹部肌肉力量；取卧位，以双手叉腰作支撑点，两腿半屈膝 90°，脚掌置于床上，以头后部及双肘支撑上。

骨质疏松症

用药护理指导

1. 钙吸收的药物：降钙素、骨化三醇等。

（1）骨化三醇只要用量不超过个体生理需求量，一般不会出现不良反应。其不良反应类似于维生素 D 过量的症状，即高钙血症或钙中毒。

（2）降钙素可引起恶心呕吐、面部潮红、手部麻刺感。这些不良反应随着用药时间延长而减轻。

（3）需每 4~8 周到医院复诊，检测血清钙浓度。

2. 钙剂

（1）建议在医生指导下补充钙剂。

（2）相同剂量的钙，分次补比一次大剂量补吸收更好。

（3）饭后补钙吸收更好：饭后食物中的营养物质分离，其中氨基酸、维生素 C、乳糖等均可促进钙吸收。

（4）晚上睡前补钙吸收更好：晚上睡觉时胃肠蠕动较慢，食物在胃肠道停留时间较长，有利于钙吸收。

（5）钙剂与果汁同服比单纯服用钙剂要好，果汁中的维生素 C、柠檬酸等物质可促进钙吸收。

运动康复指导

1. 保持正确姿势

（1）不弯腰驼背，下蹲时腰背要挺直。

（2）避免提举重物或移动高处的重物，以免增加骨骼的负担。

（3）避免做跳跃等易导致骨折的活动。

2. 保健操

（1）选择地面平整、干燥、光线充足的场所进行活动锻炼。

（2）腰背痛及驼背者，可根据自身身体情况选用卧位的"飞燕五点式"保健操。

前列腺增生

用药护理指导

1. 按时服用：遵医嘱按时准点服用，切忌随性服用，以免影响药物的效果。

2. 不良反应

（1）严重不良反应：失神、丧失意识，有可能出现与血压降低相伴随的一过性意识丧失，所以，在用药过程中应充分观察，出现异常情况时，应停药并立即就诊。

（2）神经系统：偶见头晕、头痛、蹒跚感等，故从事高空作业、汽车驾驶等伴有危险性工作时应注意。

（3）循环系统：偶见血压下降、体位性低血压、心率加快、心悸等。

（4）消化系统：偶见恶心、呕吐、胃部不适、腹痛、食欲不振、腹泻、便秘、吞咽困难等。

（5）过敏反应：偶可出现瘙痒、皮疹、荨麻疹，应立即停药。

（6）其他：偶见鼻塞、浮肿、倦怠感、射精障碍、视物模糊、视觉损害、多形性红斑、剥脱性皮炎等。

3. 注意要点

（1）合用降压药时应密切注意血压变化。

（2）体位性低血压患者、肾功能不全、重度肝功能障碍患者慎用。

运动康复指导

（1）1个月内避免剧烈活动，如跑步、抬重物、性生活等。

（2）3个月内勿骑自行车，预防继发性出血。

（3）不能久坐，不能坐沙发，应坐硬板凳，防止前列腺窝淤血。

（4）在病情允许的情况下，可每天进行有氧运动 20~30 分钟，如散步等。

（5）坚持肛门括约肌收缩练习：先收缩肛门屏气3秒，放松后再收缩，连续200次，坚持早晚2次，可增强肛门括约肌功能，改善排尿。

脑卒中

用药护理指导

（1）因脑卒中分为出血性脑卒中及缺血性脑卒中，用药完全不同。所以，必须遵医嘱按时服药。

（2）服用高血压药物时应注意血压的变化。

运动康复指导

1. 肢体功能康复锻炼：脑卒中后患者往往发生一侧上下肢瘫痪，或者失去某些部位如面肌和舌肌下部的运动控制。如卧床两周左右，就会出现明显的肌肉萎缩，这些都会对患者及其家属造成极大的不便。为了提高生活质量、减轻家庭负担，尽快通过康复锻炼恢复健康才是脑血管病发生后最需要解决的问题。

2. 语言功能的康复锻炼：

（1）鼓励患者开口说话，随时给予肯定。

（2）同时可用手势或书面笔谈，加强沟通，进而从简单的字、音、词开始。

3. 吞咽功能的康复锻炼：有部分发生脑卒中患者可出现吞咽功能障碍，一旦发生吞咽困难，患者需要留置胃管进行鼻饲，此时患者心理压力大，难以完全满足营养的需求，且无法从进食得到快乐。怎样才能尽早恢复患者的吞咽功能是脑卒中后吞咽康复的关键，也是患者整体康复的基础和前提。

（1）进行微笑、皱眉、鼓腮、按摩面部肌肉等运动，每天 3~5 次，每次 15~20 回。

（2）进行舌的锻炼：用舌舔上下唇、左右唇，最后卷舌，每天 2~3 次，每次 10~15 回。

（3）用棉棒蘸冷开水后刺激舌根及软腭处，然后进行吞咽的动作，这样既不会发生误呛，又可以锻炼吞咽功能。

（4）最好进食柔软固体的食物，如香蕉、蛋羹等，忌流质或喝水，进餐前先用棉棒刺激舌根，有吞咽动作才开始进食。

（5）家属喂餐要缓慢，要等食物完全咽下后才能喂第二口，发生咳呛，立即停止喂食。

4. 安全防护：

（1）改变体位时动作缓慢，避免低头、旋转等动作。

（2）肢体功能康复锻炼时必须有人陪同，防外伤、防跌倒、防坠床。

老年性耳聋

用药护理指导

1. 不可盲目服药，应根据病情，按医嘱按时按量用药。

2. 慎用耳毒性药物，如氨基糖苷类的庆大霉素、链霉素和卡那霉素等易致内耳中毒的药物。

运动康复指导

1. 聪耳明目、醒脑健智：平日可闭目静坐，将两手食指分别置两耳孔中，然后迅速离开两耳孔，如此连续做 10 次。

2. 耳、眼器官的保健操：每天做一次保健操，内耳的血液供应也会得到改善。

3. 运动：

（1）运动项目可以根据身体具体状况来选择，如慢跑、散步、打太极拳等。

（2）外出锻炼必要时须有人陪同。

老年性白内障

用药护理指导

1. 遵医嘱准确用药。

2. 手术 24 小时后患眼开始交替点氯霉素滴眼液、妥布霉素地塞米松滴眼液，每小时 1 次，48 小时后改为每两小时 1 次，连续 1 周。

滴眼液的正确使用方法：

（1）滴眼液一般都是无菌包装，点滴眼液前一定要洗手；在打开瓶盖之后，一定要注意不能用手直接接触瓶口，第一滴药水应挤掉不要使用。

（2）点滴眼液时，要选择适当的体位。可以躺在床上或沙发上，也可坐在椅子上，但头要后仰。用手指轻轻拉开下眼睑，眼睛往上看，把滴眼液滴在下眼睑的沟槽（结膜囊）里面，或者点到白眼珠上面也可以。千万不要把滴眼液直接点在黑眼珠上。点完后还要用手轻轻拉一下上眼皮，然后闭眼休息 5 分钟，这样可以使滴眼液均匀地涂抹在眼睛表面。同时要用手压在内眼角的地方，约 5 分钟。这样做是因为眼睛和鼻腔是相通的，而且正好是在眼角处相通，如果不按压住眼角，滴入的滴眼液很快就会到达鼻腔和咽喉部位。有时候点完滴眼液，觉得嗓子有苦味，说明滴眼液已流到鼻腔和咽部，留在眼睛里面的药水相对就少了。

（3）一般来说，一次点一滴滴眼液就足够了，因为眼睛的结膜囊很小。如果同时应用两种及两种以上的药水，应该先点一种，过 5 分钟左右，再用另外一种。这样才能保证药水充分利用。

术后护理指导

1. 一般白内障手术后 2~4 周视力可趋于稳定，手术切口约在 3 周愈合。在此期间需注意：①洗头、洗脸时注意不要让污水进入眼内防止感染；②1 周内绝不能低头，半个月内不可经常低头，以防人工晶体移位。

2. 术后 1~2 个月内避免剧烈咳嗽、提重物及激烈运动。

3. 术后早期应每周复诊一次，复查眼压及视力情况，如有视力递减、复视、红肿、疼痛等现象应马上到医院就诊。

4. 避免揉眼睛，在进行游泳等运动时不要太过猛烈，以免撞到眼睛。

健康指导

1. 注意用眼卫生

（1）不用手揉眼，不用不洁毛巾或手帕擦眼、洗眼。

（2）外出时避免风沙等异物进入眼内，可戴眼镜等。

（3）在户外活动时，应戴有色眼镜，以防辐射线直射眼睛。

（4）天气寒冷、空气污染严重时，禁止户外活动。

2. 避免用眼疲劳

（1）看电视时要与电视机保持一定的距离。

（2）晚上或光线较暗时，阅读时间不应过长；不要在强光下阅读：阅读时间不宜超过 30~40 分钟。

（3）用眼过度后应适当放松，间隔 1~2 小时，起身活动 10~15 分钟，举目远眺，或做眼保健操。

（4）暗室停留时间不能过长。

（5）看电影前最好滴 1~2 滴毛果芸香碱滴眼液。

（6）不宜从事夜间工作及美工、纺织化工、国防等辨色要求高的职业。

青光眼

用药护理指导

1. 严格按医嘱用药，慎用容易引起青光眼的药物，如青霉素、雷米封类抗结核药物、阿司匹林解热镇痛药物、可的松、洋地黄、氯、维生素 A 等。

2. 正确使用滴眼液。

术后护理指导

1. 手术后 2 周内禁止俯身洗头（而要改为仰头洗发），避免揉眼睛、淋浴，洗头时要防污水溅入眼内。

2. 手术后 2 个月内，避免做一些升高眼压的活动。

健康指导

1. 环境光线应充足柔和，不宜过暗。

2. 注意用眼卫生，避免用眼疲劳。

3.运动

（1）可适当参加一些有助降眼压的运动，如散步、慢跑等。

（2）不宜参加低头弯腰过猛的力量型运动、精神过度紧张的以及碰撞剧烈的运动，如举重、俯卧撑、仰卧起坐、足球、羽毛球、游泳等。

4.随访定期复查眼压，若出现眼胀、眼痛、头痛、呕吐、视力骤然下降等情况，即到医院求诊。

干眼症

用药护理指导

由于干眼症的严重程度不同，选用的人工泪液也不同，人工泪液种类繁多，各有特点，每一位干眼症患者应根据自身情况合理选择人工泪液，才能达到预期的疗效，不正确地使用人工泪液不仅不能有助于干眼症的缓解，还可能加重病情，甚至导致失明。患者应遵医嘱使用适合自己的人工泪液。

人工泪液滴眼时的注意事项：滴眼前洗净双手，擦净眼泪及分泌物，头向后仰，用左手食指和拇指轻轻分开上下眼睑，眼睛尽量向上看，右手持滴眼液，将药液"悬空"滴入眼睑1~2滴后，再将上眼睑轻轻提起，使药液充分分布于结膜囊内，接着闭眼1~2分钟，切勿用力闭眼，以防将药液挤出。最好不要直接将药液滴在角膜上。因为药液刺激角膜后，眨眼次数增多，会使药液外流而降低疗效。如果滥用，而且经常滴在角膜上，还会对角膜造成损伤。人工泪液应遵医嘱用药，避免盲目用药延误病情，应定期就医复查。

健康指导

1.注意用眼卫生，避免用眼疲劳。

2.热敷眼部：用温热毛巾对眼部进行局部热敷，每天1次，以打通泪腺，使油性物质自然排出。

3.注意用眼习惯：看电视、电脑时，保持对称距离，视线保持向下约30°，可使颈部肌肉放松，以使眼球表面面积尽可能低地暴露于空气中。

第五章 常见慢病按摩手法

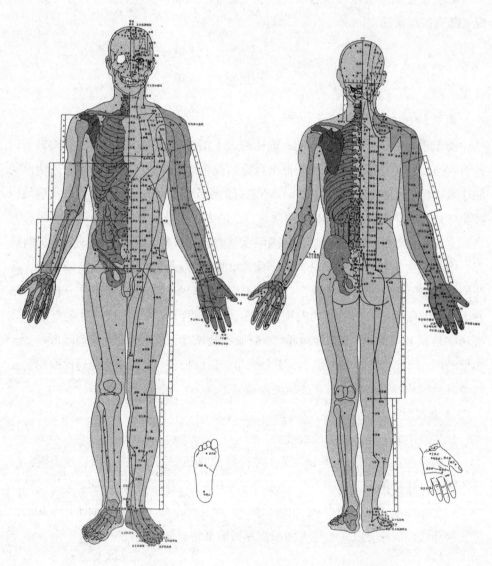

人体经络穴位图

慢性支气管炎

慢性支气管炎多缓慢起病，病程长，反复急性发作而加重。以慢性咳嗽、咯痰为主症，或伴有喘息，每年发病连续 3 个月，并持续 2 年以上，单纯型慢支以咳嗽、咯痰为主；喘息型慢支除咳痰外，还有喘息，慢支急性发作时，肺部听诊可有干、湿啰音，而喘息型慢支可有哮鸣音；并发肺气肿时有肺气肿征。血常规检查：急性发作期白细胞及中性粒细胞计数增多；喘息型嗜酸性粒细胞增多。

痰液涂片检查：可见中性粒细胞及已破坏的析状细胞。痰培养及药敏试验有助治疗。

X 线检查：可见肺纹理增粗、紊乱，或呈网状、条索状、斑点状阴影，以下肺野多见。

【取穴】

1. 主穴：风门（第二胸椎棘突下，旁开 1.5 寸）、肺俞（第三胸椎棘突下，旁开 1.5 寸）、膏肓（第四胸椎棘突下，旁开 3 寸）、大椎（第七颈椎棘突下）、天突（在胸骨上窝正中）。

2. 配穴：咳剧加列缺、尺泽；痰多加丰隆、孔最（前臂内侧前缘，肘横纹与腕横纹连线中点）；喘甚加定喘、气堂；胸脘憋闷加内关、足三里；咳声嘶哑、口干加三阴交、外关（内踝直上 3 寸），太溪（内踝尖与跟腱连线凹陷中）。

【按摩】

1. 点按天突穴：用食指尖按天突穴，指力方向朝胸骨柄后方用力，随呼气手指退出、吸气手指按进的手法操作，点按 1 分钟，按压时可有轻度窒息感。

2. 掐鱼际穴：用拇指指端用力掐另一手大鱼际肌中段的鱼际穴约 1 分钟，以局部酸胀为度。

3. 捏拿颈肌：反手向颈后，距后正中线左、右各旁开 1.5 寸的膀胱经线上，用拇指、食指、中指捏拿颈项，由后发际至第四胸椎段，自上而下捏拿，反复 18 遍，力度以能忍受为度。顺势用 4 指指腹面上下反复推擦颈肌 18 遍。

4. 揉膻中穴：双手互相摩擦发热后，用掌心按揉膻中穴、中脘穴各 1 分钟，以局部透热为度。

5. 捏揉胸肩：先用两掌心从胁肋下缘向锁骨擦揉胸部反复 2 分钟。然后用右手掌捏揉左胸部胸肌、左肩约 1 分钟，继换左手，手法同前。

6. 按列缺穴：用拇指按揉列缺穴（两虎口平直交叉，食指到达处）约 1 分钟。

7. 按丰隆穴：用拇指按揉外踝高点上 8 寸，胫骨前嵴外 1 横指处的丰隆穴约 1 分钟。

8. 叩打足三里：握空心拳，叩打髌骨下 3 寸，胫骨前嵴外 1 横指处的足三里穴约 1 分钟。

【生活调理】

1. 避免受凉，预防上呼吸道感染。

2. 饮食忌生冷寒凉及肥腻之品。

3. 适当进行户外活动，提高机体耐寒能力及免疫力。

4. 增加营养，增强抗体。

5. 坚决戒烟。

6. 改善环境，处理"三废"，空气宜清新。

7. 长期咳喘，要有效治疗，避免并发肺气肿。

8. 严重者可吸氧、喉头喷雾，以解除支气管痉挛，增加肺通气量。

高血压病

根据 1978 年世界卫生组织提供的血压判别标准，正常血压应在 18.7 千帕 / 12 千帕（140 毫米汞柱 / 90 毫米汞柱）或以下，超过 21.3 千帕 / 12.7 千帕（160 毫米汞柱 / 95 毫米汞柱），称为高血压，介于两者之间者，为临界高血压。无明显病因的高血压病又称原发性高血压病，是以动脉血压升高为特点的全身性、慢性心血管疾病。该病患病率高，可引起心、脑、肾并发症，是脑卒中、冠心病的主要危险因素，以头痛、头晕为临床特征，属于中医学的"眩晕""头痛"等范畴。

对于高血压的治疗，关键在于使血压得到有效控制，并防止各类并发症的发生。所以，患有高血压的人，在治疗时，既要注意临时的降压措施（包括服用降压药物），又要学会自我调节。最简单而有效的方法要算自我按摩了。实践证明：自我按摩可以调节大脑皮质功能，改善脑内血液循环，使血管扩张，血流增加，对降低血压和防治动脉硬化有较好的医疗保健价值，可长期应用，是理想的降压良方。

高血压病的发病率随年龄增大而逐渐增加，多在 40~50 岁发病，据统计，60 岁以上老年人之中 40%~45% 的人有高血压病。在不同时间测量 3 次血压，超出正常范围即可确诊为高血压病。主要症状有：头胀、头痛、头晕、乏力、胸闷、心悸、心慌、烦躁、失眠、耳鸣、目眩、四肢麻木、颈项酸痛等。

体检时，可听到主动脉瓣第二心音亢进，长期高血压者，可有左室肥厚征象。血压突然急剧升高时，可伴有剧烈头痛、心绞痛、呼吸困难，甚则恶心呕吐等症。倘若病情进一步恶化，可演变至"高血压性脑病"，呈现半身不遂。

高血压临床分为Ⅰ～Ⅲ期。Ⅰ期（轻度）：收缩压超过 21.5 千帕，舒张压在 12~15.5 千帕，临床无心、脑、肾并发症。Ⅱ期（中度）：收缩压超过 21.5 千帕，舒张压在 15.5~17.5 千帕，临床无心、脑、肾并发症，伴有左心室肥大，眼底动脉变窄，蛋白尿，血浆肌酐浓度升高。Ⅲ期（重度）：收缩压超过 21.5 千帕，舒张压超过 17.5 千帕，并有心、脑、肾、眼底其中一项器质性损害及功能障碍。

【取穴】

1. 主穴：百会（两耳尖直上连线中点）、印堂（两眉取穴之间）、太阳（目外眦与眉梢连线后 1 寸）、风池（枕骨粗隆直下凹陷中）、天柱（后发际正中直上 0.5 寸，旁开 1.3 寸）、肩井（大椎与肩峰连线中点）、涌泉（足底前 1/3 凹陷中）、高压点（拇趾趾蹠横纹中点）。

2. 配穴：烦躁易怒加太冲（第一二蹠骨结合部前凹陷中）；耳鸣健忘加志室（第二腰椎棘突下旁开 3 寸）；心悸气急加神门（腕横纹尺侧端凹陷处）；胸闷恶心加膻中（两乳头连线之中点）；腰膝酸软加肾俞（第二腰椎棘突下旁开 1.5 寸）；头晕眼花加阴陵泉（胫骨内侧髁下缘凹陷中）。

【按摩】

分坐位和卧位 2 种。

1. 坐位：一般在白天进行，最好选择比较安静的场所。

（1）分抹前额：两手食指、中指、无名指并拢，以三指的指腹面置于前额正中，沿眉弓上方，抹向两侧颞部，分抹 36 次。

（2）指揉两颞：将两拇指的指腹面，分别置于两侧部，然后由太阳穴为中点揉按，逐渐加大范围按揉颞部。揉按 36 次，使局部有酸胀感为宜。

（3）指梳头皮：用十指的指腹搔抓头皮，从中间的督脉起，向两侧头皮搔抓，直至把整个头皮搔抓齐全，搔抓 9 遍。

（4）按揉颈后：用双手中指分别点按双侧风池穴共 36 次。然后用食、中、无名指的指腹按于颈后两侧，自上而下揉按，约 1 分钟。

（5）按降压沟：将两手的手背尺侧缘分别置于两耳后的降压沟处，反复按擦 1 分钟，使耳廓发热为度。

（6）打头顶：将两手四指曲成 90 度，轻轻叩打百会穴、神聪穴，每穴各叩打 9 次，然后叩击整个头部 9 遍。

（7）理手指头：一手五指屈曲，食指和中指的第二指节挟住另一手的手指，从指根用力抹向指尖，依次抹理十指指头，分别有穴位。经常理指，对降血压、安眠止头痛有很好疗效，如俗语所说："手指头，多揉揉，失眠头痛不用愁"。

（8）环摩面部：双手掌相对搓擦发热后，环摩揉擦面部 9 遍，结束手法。

2. 卧位：一般在晨起，午休或晚睡前进行。要求全身放松微微闭目，静卧 3 分钟后进行。

（1）指抹眼眶：双拇指点按在太阳穴上，以固定手部，双手食指屈曲，用桡侧缘沿眼眶上、下缘，从目内眦抹至目外眦，反复 36 次。重点抹睛明（目内眦旁 0.1 寸）、攒竹（眉毛内侧端）、鱼腰（眉毛中央）、丝竹空（眉梢凹陷中）、瞳子髎（目外眦旁开 0.5 寸）、承泣（瞳孔直下眶下缘与眼球之间）、球后（眼眶下缘外 1/4 与眼球之间取穴）。

（2）摩胸：左手五指分开，置于膻中穴处，从胸中向右肋下摩胸部。五指分开时，尽可能沿各肋间分摩。需摩 1 分钟。然后换另一手，方法同前。

（3）摩腹：两手掌置于双肋下，从上向下摩至腹股沟，抚摩 36 次。然后右掌置于脐下方，左掌重叠于右手背上，按顺时针方向摩腹共 100 次，或摩至腹部微红微热为度。

（4）搓擦涌泉：用右足跟推搓左足心的涌泉穴，用左足跟推搓右足心的涌泉穴，均朝足趾方向用力推擦，每侧搓擦 1 分钟。

最后站立，活动踝部数次，结束手法。

（5）叩打足三里：仰卧，以右脚足跟叩打左足小腿外侧的足三里穴（膑骨下

4横指，胫骨前嵴外1横指处）共18次；换另一脚，方法同前。

（6）推擦肝经：仰卧，以右脚足部第一蹠部内侧缘，推擦左小腿内侧中线的肝经，从膝关节推擦至大指端，推擦18次；换另脚，方法相同。

（7）揉曲池穴：用拇指揉按肘横纹尽头向外0.5寸处的曲池穴约1分钟。

（8）拿合谷穴：用拇指按在虎口、第二掌骨中段桡侧缘的合谷上，用食指桡侧缘放在虎口下掌部，对合捏拿合谷1分钟。

【生活调理】

1. 忌精神紧张和情绪冲动。

2. 戒烟酒，合理安排饮食，宜吃低盐、低动物脂肪的食物。少吃刺激性的食物，不暴饮暴食，多吃水果和蔬菜，保持大便通畅。

3. 劳逸结合，在保证充足睡眠的前提下，适当参加体育锻炼（例如慢跑、打拳、做操等）。

4. 若血压较高者，坚持用药，逐渐减量，切忌随意间断，注意降压药反应。

5. 改变体位时应缓慢，不可过猛。经常注意血压变化。若头痛剧烈，伴有恶心等症，应及时到医院诊治。

冠状动脉粥样硬化性心脏病

冠状动脉粥样硬化性心脏病（简称冠心病），是指冠状动脉粥样硬化后，造成血管腔狭窄或阻塞，而引起的心肌缺血、缺氧引起的心脏病。该病多发生在40岁以后，男性多于女性，脑力劳动者较多。类似于中医学的"胸痹""真心痛""心痛""厥心痛"等。

【临床表现】

1. 心绞痛：胸骨后或心前区疼痛，常放射至左臂内侧颈部、咽部及下颌部，或向后放射至左肩胛骨部。或向下至上腹部，疼痛性质呈压迫、发闷、紧缩感，也可有烧灼感，一般并不剧痛，但常伴有窒息的感觉，有时有恐惧感。疼痛一般持续1~5分钟，很少超过15分钟，经休息或除去诱因后即能缓解，舌下含服硝酸甘油常能使心绞痛在两三分钟内消失。常因体力劳动、情绪激动、饱餐、寒冷、吸烟过多而诱发。

2. 心肌梗塞：常发生在休息时，或无明显的诱发因素，出现心前区或胸骨后疼痛，持续数小时乃至数天，疼痛多呈压榨性，痛剧难受，常伴有烦躁不安、出冷汗、恶心、呕吐等。休息与舌下含服硝酸甘油均不能缓解，疼痛范围较广，常扩大至整个心前区。约有少数病人病痛性质和部位不典型，可发生在上腹部、头颈部等，要防误诊。部分病人可并发心力衰竭、休克、心律失常、心脏骤停或猝死。血液生化检查，血脂异常；心酶异常；心电图检查，心绞痛者 T 波、S-T 段及 QRS 波异常，或有左心室肥大征；心肌梗塞者 Q 波、QS 波等出现异常。往往凭心电图可给予诊断。点穴按摩对冠心病患者有改善心功能作用，能预防心绞痛、心肌梗塞的发生，能起到辅助治疗的作用。

【取穴】

1. 主穴：膻中（两乳头连线的中点）、内关（腕横纹上 2 寸，两筋之间）。

2. 配穴：肺俞、心俞、膈俞（分别为第三、五、七胸椎棘突下旁开 1.5 寸处）。

【按摩】

1. 揉胸段膀胱经：患者俯卧，医者用手掌揉按背部第一至第七胸椎两侧旁开 1.5 寸的膀胱经线上，重点在肺俞、心俞、膈俞，多加揉按，约 3 分钟，或可加热敷法治疗。

2. 点夹脊穴：患者俯卧，医者用拇指的指尖分别点按背部距正中线 0.5 寸处的华佗夹脊，重点是胸 4、5 和胸 5、6 的夹脊穴，指力朝脊柱方向用力点按，每穴点按 36 次。

3. 揉冠心病反应点：用右手食指或中指面，沿左锁骨下的各肋间间隙，由内向外、由上而下寻找"冠心病反应点"。找到后，可用中指的指尖缓缓按揉，开始用力宜轻，后逐渐加重，直至酸痛感减轻或消失为止。

4. 推擦胁肋：两手互相搓擦发热，然后右掌放在左胁肋上，自胸中线由内向外做推擦。注意手指应紧贴肋面，推动时用力宜均匀，以心前区部有发热感为好，若感觉不明显，可适当重复操作数次。

5. 甩手拍胸：取站立位，两足分开与肩同宽，身体自然放松，两手虚掌，五指略张开，两臂一前一后自然甩动。甩到体前的肘臂以肘带手，用手掌面拍击对侧胸前部（拍击时切勿憋气）。初甩时拍击力量宜轻，若无不适反应，力量可加重，每次拍击 18 次。

6. 拿极泉穴：用拇指、食指、中指捏拿另一臂腋窝正中处的极泉穴，捏拿 3 次。

7. 掐十宣穴：用拇指的指甲分别掐 10 个手指头尖端的十宣穴，每穴掐 3 次。

8. 按神府穴：用食指、中指、无名指指腹，轻轻揉按位于腹上部正中线、剑突下 0.3 寸处的神府穴，缓慢揉按 1 分钟。也可用救心油在此穴位上轻抹。

9. 掐中泉穴：用拇指尖掐按位于手背横纹中点略靠桡侧缘处的中泉穴，掐按 9 次。

10. 拿合谷穴：用拇指与中指对拿位于第二掌骨中段近桡侧缘处的合谷穴，拿 9 次，然后换另一手。

11. 掐指甲角：用拇指与食指对掐中指的指甲角两旁处，用力掐 9 次。

12. 擦背：患者取坐位，他人帮忙擦背后华佗夹脊（距后正中线左、右各旁开 0.5 寸的经线），重点擦胸 1~ 胸 8 的夹脊穴，擦 3 分钟。

【生活调理】

1. 急性心肌梗塞者绝对卧床休息 2 周，以减轻心脏负担。

2. 经过 2 周严格卧床休息后，根据医生意见，逐步开始活动。

3. 病情稳定后，坚持自我按摩，勿过饱，忌食辛辣刺激之品。

慢性胃炎

慢性胃炎是指胃黏膜的非特异性慢性炎症。临床分为慢性胃窦炎和慢性胃体炎，前者约占 90%，发病率居各种胃病之首。该病病因未明，可能与幽门螺杆菌感染、理化因素、胆汁反流、饮食不节、精神因素、自身免疫反应有关。该病男性多于女性，临床上以慢性上腹部疼痛及消化不良为特征。该病属中医学"胃脘痛""腹满"等范畴。

慢性胃炎病程迁延，大多数无明显症状。部分有消化不良表现，包括上腹部剑突下疼痛，可呈隐痛、胀痛、钝痛，常因饮食不节、情志刺激等因素而加重；食后腹胀、嗳气、食欲不振、恶心呕吐等。慢性萎缩性胃炎可伴有贫血、消瘦、舌淡、腹泻等，触诊剑突下有压痛。胃镜及病理检查是本病确诊及分型的主要依据。X线检查可见胃窦部激惹征，萎缩性胃炎可见黏膜皱襞变细或消失。幽门螺杆菌（HP）检查，阳性率在80%以上。胃液分泌功能测定，为胃液中游离酸减少或缺乏，有助于诊断萎缩性胃炎。

【取穴】

1. 主穴：足三里（髌骨下4横指，胫骨前嵴外1横指）、内关（腕横纹上2寸，两筋之间）、中脘（脐上4寸）、脾俞、胃俞（第十一和第十二胸椎棘突下，旁开1.5寸），梁丘（髌骨外上缘上2寸）。暴痛实证用泻法，即重力点按；久痛虚证用补法，即轻力揉按，左、右侧穴交替选用。

2. 配穴：肝气郁结者加点阳陵泉（腓骨小头前下方凹陷中）、太冲；胃热气郁者加点太冲、内庭；瘀血阻滞者加点血海、膈俞；脾胃虚寒者加点关元；胃阴不足者加点公孙、阴陵泉。

【按摩】

1. 摩中脘：双掌互相摩擦发热后，将掌心置于中脘穴（脐上4寸，前正中线上）上，以中脘为圆心，沿顺时针方向做环形抚摩上腹部5分钟，或以上腹部透热为度。

2. 捏拿腹直肌：取坐位或卧位，用两手（每手用四指与掌对拿）分别捏拿脐旁两侧腹直肌，由上而下慢慢捏拿18次。

3. 揉胃俞穴：取坐位，反手向后，用双手中指揉按背部第十二胸椎棘突下旁开1.5寸的胃俞穴。揉捻3分钟，或以局部有酸麻感为宜。

4. 揉食仓穴：用双手拇指分别点按上腹部的食仓穴（脐上4寸，左、右旁开各3寸），揉至局部重胀的感觉为宜，或揉约2分钟。

5. 掐中魁穴：用拇指指端用力掐另一手中指第二指关节横纹中点的中魁穴约1分钟；或用艾条悬灸3分钟。

6. 运摩腹部：卧位，右手掌放于上腹部，沿顺时针方向运摩腹部约2分钟，使胃有温暖感觉。

7. 手推腹部：仰卧，两膝屈起，两手掌同时由上腹部向下腹部平推共36遍，手法应由轻渐重。

8. 点按公孙、内庭、丰隆穴：用中指尖点按足部的公孙穴，指力朝足趾方向用劲。再用拇指掐内庭穴，指力向上。然后用拇指与其余四指分开拿按丰隆穴，使局部酸胀为度。上 3 穴每穴各点按 1 分钟。

【生活调理】

1. 保持心情舒畅，生活有规律，饮食有定时。

2. 积极治疗鼻腔、口腔、咽喉部的慢性炎症。

3. 少吃酸辣、坚硬等刺激、难消化之食品。

4. 忌用对胃黏膜有损伤的药物（例如阿司匹林、消炎痛、磺胺、保泰松等）。

肝硬化

肝硬化是一种常见的慢性、进行性、弥漫性肝病，由一种或几种病因长期或反复作用所引起，病理组织学上有广泛肝细胞变性坏死，肝细胞结节性再生、结缔组织增生及纤维化，导致正常肝小叶结构破坏和假小叶形成，肝逐渐变形、变硬而发展为肝硬化。

常见病因有病毒性肝炎、慢性酒精中毒、血吸虫病、药物或化学毒物遗留代谢性疾病等。临床上有多系统受累，以肝功能损害和门脉高压为主要表现，晚期常出现消化道出血、肝性脑病、继发感染等严重并发症。该病在中医学中属"胁痛""癥积""臌胀"等范畴。

该病隐匿期或功能代偿期可无明显临床表现，到失代偿期则出现一系列症状、体征。潜伏期 3~10 年，疲倦乏力，面容憔悴，消瘦，皮肤枯槁，水肿，贫血，皮肤出现蜘蛛痣、肝掌及色素沉着；男性性功能减退，睾丸萎缩，或有乳房发育；女性则月经失调，性欲减退；可伴有鼻衄、齿衄、皮下出血瘀斑、黄疸，半数患者有食欲不振、恶心呕吐、嗳气腹胀、腹痛腹水，早期触诊可扪及肝脏肿大，质地柔软、平滑；晚期则缩小，质地坚硬，结节状。晚期有腹水征。

理化检测，血常规呈现贫血，血沉增快；尿常规可出现血尿、蛋白尿和管型尿，或尿中胆红素、尿胆原增加；肝功能异常；血清胆红素增加等。

A 型、B 型超声波检查，食道钡餐检查，肝脏活组织检查有助诊断。

【取穴】

主穴：脾俞、三焦俞、中脘、气海、期门、章门、曲池、合谷、内关、外关、足三里、阴陵泉、阳陵泉、太冲穴。

【按摩】

1. 擦两胁肋：用双手互相摩擦发热后，分别置于两侧胁肋处，轻轻反复擦两胁约 1 分钟。然后点按期门、章门穴各 1 分钟。

2. 按揉曲池、合谷穴：用拇指分别揉按双侧曲池（屈肘，肘横纹尺头外 0.5 寸处）和合谷穴（第二掌骨中段侧缘），各揉按 1 分钟。

3. 拿内、外关穴：用拇指和食指，分别对准内关和外关捏拿 1 分钟，以局部有酸麻胀痛为度。

4. 摩中脘、气海穴：双手互相搓擦发热后，分别用掌心对准中脘穴（脐上 4 寸）和气海穴（脐下 1.5 寸），轻轻摩擦使腹部有透热感为宜，或每穴摩约 1 分钟。

5. 点脾俞、三焦俞穴：点按脾俞（第十一胸椎棘突下，旁开 1.5 寸）、三焦俞（第一腰椎棘突下，旁开 1.5 寸），每穴点按 1 分钟。

6. 按揉足三里穴：分别用双手拇指对准双侧足三里穴按揉 1 分钟。

7. 拿阴、阳陵泉穴：用拇指、中指分别对准阴陵泉和阳陵泉穴对拿 1 分钟。先轻力，然后重力拿。

8. 点按太冲穴：以拇指用力点按太冲穴，力度宜重，约点按 1 分钟。

【生活调理】

1. 积极预防和治疗慢性肝炎、血吸虫病、胃肠道感染，预防肝损害。

2. 慎用损害肝脏的药物。

3. 功能代偿期患者可适当参加轻便工作；可进行身体锻炼，例如散步、做保健操、打太极拳等；失代偿期患者，应以卧床休息为主。

4. 对该病失代偿期患者，应密切关注：（1）准确记录总体液平衡与尿量；（2）测量并观察体温、血压、体重、腹围；（3）观察精神状态，有无扑翼样振颤出现等；（4）观察有无黑便及出血倾向等。

5. 解除患者焦虑心理和悲观情绪，树立战胜疾病的信心，积极配合治疗。

6. 饮食宜多样化，宜进高热量、高蛋白质、高维生素、容易消化而无刺激性的软质食物，并根据病情需要调配相应食谱。

慢性肾小球肾炎

慢性肾小球肾炎（简称慢性肾炎）是由多种病因引起、具有不同病理改变、原发于肾小球，最终将发展为慢性肾功能衰竭的一组免疫性炎症性疾病，其多数病例并非由慢性肾炎迁延而来。该病临床特点为病程长（超过1年），多为缓慢进行性，尿常规检查有程度不等的蛋白尿、血尿及管型尿，多数有不同程度的高血压及肾功能损害。可属于中医学的"水肿""虚劳""腰痛""尿血"等病证的范畴。

慢性肾炎可发生于任何年龄，但以青、中年为主，男性多于女性。起病方式不同，则表现不一。常见腰酸腰痛，全身乏力，食欲不振，头晕头痛，面色苍白，有时眼睑及下肢轻度浮肿，病情时轻时重；严重时可见恶心呕吐，腹泻，甚至消化道出血等，多数患者仅有轻度眼睑浮肿及踝部指凹性浮肿。多为中等程度的血压升高，后期可引起心脑血管病变的并发症，例如眼底出血、心力衰竭、脑血栓形成或脑溢血。

理化检测：尿液检查有中等或中等以上程度的蛋白尿（>2克/日），是诊断该病的主要依据，大量蛋白可引起水肿而出现肾病综合征的表现；用显微镜检查，90%以上的肾小球源性血尿表现为变（畸）形红细胞血尿，亦可有管型尿。

血液检查，发现轻度贫血，血色素与红细胞成比例下降，肾衰竭时才有严重贫血；肾功能检查发现肾小球滤过率减少，后期可达30~40毫升/分钟。

酚红排泄试验，可见尿浓缩及稀释功能减退主要分型：普通型有慢性肾炎的各种症状，但无突出表现；高血压型除一般肾炎症状外，有高血压的突出表现；急性发作型在慢性肾炎过程中出现急性肾炎综合征表现。

【取穴】

1. 主穴：脾俞、三焦俞、肾俞、小肠俞、水道、三阴交、复溜。

2. 配穴：踝下、大拇指头、长谷穴。

【按摩】

1. 掐三阴交穴：用拇指的指腹掐内踝上4横指（即内踝上3寸）的三阴交穴约1分钟。

2. 按揉复溜穴：用拇指按揉复溜穴（内踝与跟腱连线中点直上 2 寸处）约 1 分钟。

3. 捏拿踝下穴：用拇指的指腹对准内踝直下、赤白肉际处的踝下穴，四指托于足跟，捏拿踝下穴 1 分钟。

4. 掐大拇指头穴：用拇指的指甲掐另一手大拇指头穴（大拇指尖端，距爪甲约 0.1 寸处）约 1 分钟。

5. 按揉脾俞、三焦俞、肾俞、小肠俞：双手握拳，反手向背后，用指掌关节按揉脾俞（第十一胸椎棘突下旁开 1.5 寸）、三焦俞（第一腰椎棘突下旁开 1.5 寸）、肾俞（第二腰椎棘突下旁开 1.5 寸）和小肠俞（第一骶椎棘突下旁开 1.5 寸），边按揉边移动拳头，反复按揉 2 分钟。

6. 揉水道穴：将双手四指平放于脐下两侧腹部，以中指为重心点揉脐旁 2 寸、再向下 3 寸处的水道穴，力度先轻后重。揉至局部微热为宜。

7. 擦下腹部：双掌互相摩擦发热后，将掌心置于脐下，沿前正中推擦至会阴部，来回推擦 3 分钟，重点擦气海、关元、中极穴。

8. 揉按长谷穴：用双手掌心劳宫穴，对着脐旁 2.5 寸处的长谷穴揉按 1 分钟，或以腹部透热为度。

【生活调理】

1. 慢性肾炎病情长，应树立战胜疾病的信心与毅力，克服悲观情绪。

2. 对水肿、大量蛋白尿或血尿、高血压、肾功能受损者，应强调休息和限制食盐摄入量，液体入量不宜过多，蛋白质入量不宜。

3. 饮食上除忌盐外，也忌甘温助湿之物，绝酒色，戒忿怒。

4. 因长期尿中排出蛋白，应适当补充高蛋白食物，例如鲤鱼、鲫鱼、黑豆之类。

5. 避免受冷、受湿及过度疲劳，预防感染，适当进行体育活动以增强抵抗力。

6. 避免使用对肾脏有害的药物。

糖尿病

糖尿病可引起多个系统的损害，病情严重可发生急性代谢紊乱（例如酮症酸中毒等）。该病是危害人类健康最广泛的疾病之一，可见于任何年龄，患病高峰在 50~70 岁。中医学称该病为"消渴"或"消瘅"，临床上以多饮为主症的称为"上消"，以多食为主症的称为"中消"，以多尿为主症的称为"下消"。

早期或轻型糖尿病患者，可无明显症状，典型症状可概括为"三多一少"，即多尿（尿量增多，排尿次数增多及夜尿增多）、多饮（口渴而饮水量大增）、多食（食欲亢进、多食易饥）及体重减少（逐渐消瘦，但中老年轻型患者可因多食而肥胖）。常伴乏力，面色萎黄，皮肤瘙痒，女子多见外阴瘙痒及月经不调。小儿则毛发少泽、生长发育迟缓。

合并眼病，可见视力减退、白内障、眼底出血、眼底动脉硬化等；合并肾病，可见浮肿、蛋白尿及贫血等；合并神经病变，出现肢体酸痛麻木、性欲减退、阳痿、便秘或腹泻、多汗、体位性低血压、大小便失禁、失眠、眼肌麻痹、膝腱及跟腱反射减退或消失等。

胰岛素依赖型（Ⅰ型）：发病较急；依赖胰岛素治疗，停用则易发生酮症酸中毒；典型者多于幼年即发病。

非胰岛素依赖型（Ⅱ型）：起病常隐潜；多数发病于 40 岁以后；不依赖胰岛素治疗。

并发症：急性并发症，酮症酸中毒及昏迷、感染等。慢性并发症分血管病变和神经病变。前者包括高血压、心脏病、脑血管意外、周围血管病变等大血管病变，以及发生于肾脏、眼底的微血管病变；而后者以周围神经系统和植物神经系统的病变为主。

理化检测：血糖测定，空腹血浆血糖 ≥ 7.8 毫摩尔 / 升。尿糖测定，尿糖阳性是诊断糖尿病的重要依据。口服葡萄糖后，若血糖在 30 分钟、60 分钟时有 1 次 ≥ 11.1 毫摩尔 / 升，表明糖耐量减低。

【取穴】

1. 主穴：膈俞、胰俞、肝俞、胆俞、脾俞、胃俞、肾俞。

2. 配穴：足三里、阴陵泉、地机。

【按摩】

1. 开天法：四指并拢，从印堂往后推过百会穴，其作用可促进气血运行，调和经脉。每次推 200 次，频率为 70~100 次 / 分钟。

2. 推擦小腿：用掌根推擦小腿内侧前缘的脾经1分钟；然后沿脾经依次点按阴陵泉（胫骨内侧髁下缘凹陷中）、地机（阴陵泉下3寸）、漏谷（三阴交上3寸）、三阴交（内踝高点上3寸，胫骨内侧面后缘），每穴点按1分钟。

3. 揉肾经穴：用拇指分别点按位于内踝部位肾经的穴位，太溪（内踝高点与跟腱之间凹陷中）、大钟（太溪穴下0.5寸稍后，跟腱内缘）、水泉（太溪穴直下1寸）、照海（内踝下缘凹陷中），每穴揉按1分钟。

4. 分顺法：四指并拢，从攒竹穴（即眼眉上）往额方向推，然后从耳上、耳后绕过至风池穴，连续推200次，或以轻松舒适感为度。频率60~100次/分钟，手法要求做到轻而快。

5. 展翅法：大拇指尖部压在风池穴上，其他四指自由摆动犹如仙鹤展翅，微微用力。此法可舒筋活络，使气血通畅，若长期坚持，具有除病健身的功效。每次连续做200次，频率100次/分钟以上。

6. 振顶法：双手的手指紧紧按着头的顶部，微微颤动用力。它的主要作用可松弛大脑皮层，改善大脑血液循环。每次连续做300次，频率100次/分钟以上，速度要快而有力。

7. 回推下肢：双手从大腿内侧的根部往下推到脚踝部，然后再从足后跟部往上回推，每次5分钟，推50~80次/分钟。

8. 回推上肢：一只手放在另一臂的内侧，从手腕部起往里推到腋部，每次3分钟，70~100次/分钟。

9. 摩腹：取仰卧位，两手掌指重叠着力，置于上腹部，从左向右自上而下，反复摩动约7分钟。操作时手法宜轻柔，深度适宜，以腹部温热舒适为度。

10. 按足三里穴：用双手的拇指尖部，按在足三里穴位，徐徐用力，1分钟/次。具有促进胃肠消化与吸收，促进糖原代谢，增强体质等作用。

11. 捏揉掌心：拇指与四指相对，捏揉另一手掌心的第四掌骨与掌中横纹相交界处约5分钟。此处为手部胰反射区。捏揉时，意念在上腹部，可感上腹部有温热舒适感。

12. 捏揉足底：用手捏揉足底内缘第一跖、趾关节下方区域约5分钟。此处为足部胰反射区。捏揉时，意念在上腹部，可感上腹部有温热舒适感。

【生活调理】

1. 饮食的总热量要适当控制，休息者每天每千克体重给予约 105~125 千焦耳。而重体力劳动者可给予约 167 千焦耳以上。孕妇、乳母、营养不良者酌加，肥胖者酌减。

2. 营养成分比例：碳水化合物占总热量的 50%~65%，蛋白质占 15%~20%，脂肪占 20%~30%。

3. 三餐热量分配：大约早餐占 1/5，中、晚餐各占 2/5。如饥饿难忍时可适当多吃蔬菜（瓜类除外）充饥。

4. 轻、中型患者，特别是肥胖型者，应进行体疗，以步行、慢跑、游泳、划船、骑自行车等耐力性运动为宜。此外，保健操、太极拳、非比赛性球类运动等也可采用。

5. 运动时不可空腹进行，以免引起低血糖，避免过度剧烈运动，以免造成饥饿感，药物、饮食、运动治疗一定要互相结合。

6. 坚持长期的治疗控制，注意早期发现和治疗各种并发症。用降糖药时，及时掌握血糖下降情况，调整药量以避免低血糖反应。注意足部和皮肤的护理，保持清洁，防止感染、坏疽的发生。

7. 避免情志过激和精神紧张，坚持劳逸结合，控制饮食，保持标准体重，忌辛辣及烟酒，节制房事。

8. 在服药治疗期间，经常检查血糖，在医生指导下调整药物用量。

高脂蛋白血症

原发性高脂蛋白血症大多有家族史、遗传史；继发性高脂蛋白血症见于某些疾病和饮酒等不良生活习惯。该症归属于中医"痰饮证""心悸""眩晕""胸闷"等范畴。

高脂蛋白血症临床可无症状，或表现为头晕、心悸、肢麻、胸闷、憋气、心痛、肥胖等，体格检查可见特征性的黄斑瘤、结节性黄瘤、发疹性黄瘤、幼年角膜环等血常规检查，血清胆固醇、甘油三酯、β 脂蛋白中的 1 项或 3 项超过正常值。

【取穴】

主穴：足三里、解溪、曲池、手三里、内关、三阴交穴。

【按摩】

1. 推擦两肋：两手掌置于两胁肋部，沿胁肋快速来回推擦约 1 分钟，擦至胁肋发红发热为度。

2. 推擦少腹：两手掌置于脐旁，沿腹股沟上方的少腹部反复推擦约 1 分钟，至局部微热发红为度。

3. 掐内关穴：拇指端掐另一手（腕横纹上 2 寸两筋之间）的内关穴，掐 15 分钟／次，1 次／日，连续掐 20 日，有降血脂作用。

4. 推三阴交穴：拇指的指端推按（内踝上 3 寸处）三阴交穴，指力方向朝大腿方向用力，推按 60 次。

5. 搓擦小腿：取坐位，抬起一侧小腿，用双掌置于小腿内外侧面，反复上、下推擦小腿 2 分钟。然后两掌夹住小腿搓 1 分钟。换另一腿，手法同前。

6. 点按足三里穴：拇指轻揉足三里（髌骨下 3 寸，胫骨前嵴外 1 横指处）。每天点按 15 分钟。若发现足三里附近有硬结，要慢慢揉散。

7. 压解溪穴：拇指尖按压在解溪穴（踝关节前，踝横纹中央，两筋之间）上，一压一放，反复 60 次。

8. 揉曲池、手三里穴：拇指揉按曲池穴（屈肘，肘横纹尽头外 0.5 寸处）和手三里穴（曲池穴下 2 寸），每穴揉 1 分钟。

【生活调理】

1. 合理饮食，少吃动物脂肪及肥腻品，少吃甜品和盐量过高的食物（例如咖啡、牛油、朱古力等）。

2. 少吸烟饮酒。

3. 吃盐要减少。

4. 多运动锻炼，以排除脂肪，控制体重。

5. 积极防治与本病有关疾病（例如高血压、冠心病、糖尿病、胆石症等）。

6. 多吃降血脂的食物（例如大豆、冬菇、蘑菇、淡菜、大蒜、洋葱、胡萝卜、芹菜、紫菜、花生、山楂等）

风湿性关节炎

风湿性关节炎是一种与乙型溶血性链球菌感染有关的变态反应性疾病。病前常有扁桃体炎或咽喉炎等上呼吸道感染史，急性活动期以多发性、游走性大关节红肿热痛为特征。急性期过后，病变关节不遗留病理性损害。该病属于中医学"痹证"范畴。病变常累及心脏和皮下组织，偶可累及中枢神经系统，出现风湿性心脏病、舞蹈症皮下结节等病变。

风湿性关节炎起病较急，既往有风湿病史，或发病前1~3周有上呼吸道溶血性链球菌感染史。关节炎呈游走性、多发性，且主要为大关节局部呈红肿热痛等急性炎症表现。急性炎症消退后，关节恢复正常功能，一般不出现畸形。躯干和四肢关节附近出现环形红斑。四肢关节，特别是膝、肘关节伸侧的肌腱附着处出现皮下结节。可伴有心慌气急，心率快，心律不齐，心脏杂音。白细胞增多，血沉加快，抗"O"增高。心电图提示有心肌炎存在。

【取穴】

1.肩、肘关节炎取穴：肩髃、曲池、肺俞、支沟穴。

2.腕、指关节炎取穴：外关、合谷、八邪、内劳宫、外劳宫穴。

3.脊柱关节炎取穴：大椎、风池、肩井、肺俞穴。

4.下肢关节炎取穴：膝眼、膝阳关、足三里、阳陵泉、解溪、昆仑、丘墟穴。

【按摩】

根据所病的关节分别取穴点按。

1.肩关节、肘关节炎

（1）掐肩髃穴：用中指的指端掐另一肩关节上方的肩髃穴，用力掐1分钟，或掐至局部酸胀为宜。

（2）揉按曲池穴：屈曲肘关节，在肘横纹尽头外0.5寸处的曲池穴上揉按1分钟，或使酸胀感向手部放射为宜。

（3）点按肺俞穴：用手掌按背上，以中指点按背部第三胸椎棘突下旁开1.5寸处的肺俞穴约1分钟。

（4）点按支沟穴：用拇指点按另一手前臂外侧，腕背横纹直上3寸处，两骨之间的支沟穴约 1 分钟。

2. 腕、指关节炎

（1）拿外关穴：拇指与四指分开，用拇指对准外关穴（腕背横纹上 2 寸），四指托在前臂内侧，用力对拿外关穴约 1 分钟。

（2）掐合谷穴：用拇指的指尖，对准合谷穴（第二掌骨中段桡侧缘处）用力掐按，使局部酸软为宜，或约掐 1 分钟。

（3）捻揉指关节：在指关节处，用拇指、食指捻揉指关节，以局部舒适为宜，或捻揉约 1 分钟。

（4）运指：两手五指分开，对敲虎口和四指根部（八邪穴）36 次；一手半握拳，敲另一手掌背和掌心（内、外劳宫穴），左右互换 18 次。

3. 脊柱关节炎

（1）揪大椎穴：用拇指、食指揪颈项部第七颈椎棘突下的大椎穴，揪拿 18 次。

（2）揉按风池穴：用两手拇指分别揉按枕后、枕骨粗隆直下凹陷中的风池穴约 1 分钟。

（3）掐拿肩井穴：用拇指、食指、中指捏拿肩部的肩井穴（肩峰与第七颈椎连线中点，每穴掐拿 9 次。

（4）点按肺俞穴：用中指点按背部第三胸椎棘突下旁开 1.5 寸的肺俞穴）约 1 分钟。

4. 下肢关节炎

（1）按揉膝眼穴：两拇指按压患侧膝眼穴（髌骨下缘，髌韧带内、外侧凹陷中，内侧为内膝眼，外侧为外膝眼）共 100 次，再用手掌根按揉膝阳关穴（腓骨小头上 3 寸）共 100 下，最后以指端持续掐压足三里穴和阳陵泉穴各 100 次。若能配合涂药汁按揉效果更好。

（2）按揉解溪穴：用拇指的指端按揉足背横纹中点、两筋之间的解溪穴，指力方向朝足趾用力，揉按 100 次。

（3）掐昆仑穴：用拇指掐足外踝与跟腱连线中点处的昆仑穴 100 次，指力朝足趾方向用力。

（4）按揉丘墟穴：用四指的指腹按着外踝关节，重点以中指的指腹按揉外踝前下方凹陷中的丘墟穴 1 分钟。

【生活调理】

1. 急性期注意休息。

2. 该病复发率高，平时要积极锻炼身体，以增强体质，避免感寒受湿。

3. 对反复发炎的扁桃体应及早摘除；其他慢性感染病灶，也应及时处理。

癫痫

癫痫病是神经系统功能失常的一组临床综合征，以反复发作的神经元异常放电所致的暂时性发作性脑功能失调为特点。由于异常放电神经元的部位不同，临床上可表现为运动、感觉、意识、行为和植物神经的单独或组合出现的不同障碍。该病归属于中医学的"痫症""癫症"范畴。

癫痫的发作形式多种多样，发作的频率、间隔和发作时间差异很大。常在过劳、精神刺激、惊恐、暴饮暴食、感染、过度换气等后发作，主要表现为突发性、短暂性和自限性，以反复发作性抽搐、意识障碍、感觉、精神或植物神经功能异常为主症，发作间期无任何不适，事后对发病经过全无记忆。

脑电图可见癫痫波形。大发作多为弥散性高幅发作性慢波、成群棘波或棘慢波；小发作常为弥散的棘慢波；局限性发作多呈局限的节律棘波、尖波或棘慢波；精神运动性发作表现为大脑单侧或双侧而一侧偏高的长段 J 波或 Q 波，杂有个别局限的棘波或尖波。

【分类】

1. 大发作：发作前有头昏、精神错乱、上腹部不适、视听嗅觉障碍等先兆，然后进入强直阵挛期，突然意识丧失，发出尖叫而跌倒在地，全身肌肉强直性收缩，呼吸暂停，口吐白沫，两目上吊，两手握固，牙关紧闭，伴大小便失禁，此症状持续一两分钟后，进入昏睡期，再过几分钟后逐渐清醒。若频繁大发作、间隙期持续昏迷者，称为癫痫持续状态。

2. 小发作：以短暂性意识障碍为特征，多见于儿童和青少年。

3. 局限性发作：可表现为局部运动性、感觉性和自主神经发作 3 种。

4. 精神运动性发作：多表现为突然发作的精神错乱和自动症。

【取穴】

1. 发作期取穴：四关、人中、少商、中冲、卒癫、印堂、山根、十二井、小天心穴。

2. 缓解期取穴：督脉、上星、太阳、玉枕、天柱、四神聪、节纹、脊背五穴、腰奇穴等。

【按摩】

1. 发作期

（1）点按四关穴：四关穴即双合谷穴和双太冲穴。发作时，即用双手拇指同时点按患者双手第二掌骨中段桡侧缘的合谷穴约 30 秒钟，同时再点按双足背、第一、二蹠骨结合部前方凹陷中的太冲穴约 30 秒钟。

（2）掐按人中穴：当发作时，即用拇指掐按人中沟上 1/3 与 2/3 交界处的人中穴约 30 秒钟。

（3）掐少商穴：发作时，以双手拇指的指甲用力掐患者两手拇指桡侧缘、指甲角旁 0.1 寸处的少商穴约 30 秒钟。

（4）点按中冲穴：发作时，以双手拇指的指甲同时用力点按患者双手中指指端处的中冲穴约 30 秒钟。

（5）揉卒癫穴：大发作时，用拇指的指腹揉按患者（男性患者）位于阴茎头上方中线、阴茎头冠状沟与包皮移行部处的卒癫穴。

（6）揉按印堂、山根穴：当患者发作时，神志不清，用食指揉按患者的印堂穴（两眉毛连线之中点）和山根穴（位于两目内眦连线之中点），每穴揉按 30 秒钟。

（7）掐按十二井穴：当癫痫发作而不省人事时，可用拇指的指甲交替掐按患者双手指甲角旁的十二井穴（即少商、商阳、中冲、关冲、少冲、少泽左右共 12 穴），掐按至患者神清为宜。

（8）揉按小天心穴：当患者发作时，抽搐不止，用拇指的指腹揉按患者两手掌，位于大、小鱼际肌交接处中点的小天心穴，揉按至抽搐缓解为宜。

2. 缓解期

当患者发作后，在平时进行治疗时，采用下列自我按摩手法有预防癫痫发作，减少症状，增进功能恢复的作用。

（1）揉按督脉穴位：用食指揉按头部，位于前发际的中点稍入发际 2 分处的督脉穴位约 1 分钟。

（2）揉按上星穴：用食指的指腹揉按头部前正中线、距前发际上 1 横指处的上星穴约 1 分钟。

（3）揉按太阳穴：用双手拇指的指腹同时揉按位于头颞侧部凹陷中，即眉毛末梢与目外眦连线中点向后 1 寸处的太阳穴约 1 分钟。

（4）揉按玉枕、天柱穴：用双手食指分别点按头后部，距后正中线旁开 1.3 寸处膀胱经线上，后发际上 2.5 寸处的玉枕穴和后发际上 0.5 寸处的天柱穴，每穴揉按约 1 分钟。

（5）叩打四神聪穴：用手五指的指尖叩打位于头顶部距百会穴（两耳连线中点）前、后、左、右各旁开 1 寸处的四神聪穴处，反复叩打约 3 分钟。

（6）捏按节纹穴：用拇指、食指捏按位于足拇趾跖侧，大拇趾根与跖部相连之横纹中央的节纹穴约 1 分钟。

（7）揉按推擦脊背五穴：用拇指的指腹，反复在脊背五穴上揉按推擦约 3 分钟。脊背五穴的位置分别为：第二胸椎棘突高点 1 穴；骶骨尖端 1 穴；第十二胸椎棘突与第一腰椎棘突之间 1 穴；第三腰椎棘突平高，左右旁开各 4 寸处各 1 穴。

（8）揉按腰奇穴：用食、中、无名三指的指腹，揉按位于尾骨尖端直上 2 寸处的腰奇穴上约 2 分钟。

（9）祛痰法：对癫痫痰多的患者，进行祛痰法的按摩，有排痰、预防癫痫发作的作用。祛痰法采用位于前正中线任脉上的 7 个穴位，即鸠尾（脐上 7 寸，剑突下）、中庭（胸剑联合之中点）、膻中（前正中线上，平第四肋间）、玉堂（前正中线上，平第三肋间）、紫宫（前正中线上，平第二肋间）、华盖（前正中线上，平第一肋间）、璇玑（前正中线上，平锁骨下缘）。患者仰卧，他人用食、中、无名指三指的指腹从鸠尾穴起，向璇玑穴方向按，每穴各揉按 9 次，然后在此经线上反复循按，共约 3 分钟。

【生活调理】

1. 大发作时，要扶持患者平卧，防止跌伤，松解衣领和腰带，并用纱布裹压舌板塞入上下齿之间，以防咬伤舌部。

2. 惊厥时防止骨折，惊厥停止后，将头旋向一侧让分泌物流出，以免窒息。

3. 对继发性癫痫的致病因素（例如颅脑外伤、颅内感染、婴幼儿高热惊厥等），务必及时控制。

4. 对有癫痫史的患者，应有良好的生活规律，避免过劳和情志刺激，预防其复发。

5. 限制参加有危险性的工作和活动。

6. 癫痫患者体质偏实者，饮食以清淡为主，多吃米、面、蔬菜，少吃油腻荤腥之品，免生痰热；年老体弱或病久体虚者，应适当进补，但忌酒和刺激性食物，并注意保持大便通畅。

7. 癫痫大发作连续发生合并意识昏迷者，称为癫痫持续状态，宜中西医结合治疗及时抢救。

8. 按摩对该病是一种辅助治疗作用，宜内服抗癫痫药物治疗。

偏头痛

偏头痛是一种周期性发作的血管性头痛，表现为阵发性搏动性偏侧或交替性两侧头痛，伴有恶心、呕吐及羞明。在安静、黑暗环境和睡眠后头痛可缓解，常可再次复发，间歇期正常。多在青春期起病，部分病人有家族史。

该病反复发作，较为顽固，女性为多，尤以青春期前后发病较多见，可历时多年。该病在中医学中归属于"偏头风""头角痛"等范畴。

偏头痛常在疲劳、紧张、情绪激动、睡眠欠佳、月经期、特定季节发病。多自青春期开始发作，常有家族史。

前驱症状有嗜睡，倦怠，忧郁感，视觉症状如眼前冒金花、闪光暗点、复杂的视幻觉等，暂时性失语，眼球胀痛，或有肢体感觉异常、运动障碍等。

典型症状是头痛呈发作性，表现为一侧、双侧或全头部的剧烈跳痛、胀痛、钝痛或钻痛，持续数小时至数日，间隔数日或数月。

伴随症状包括胃肠道及植物神经症状，表现为恶心、呕吐腹胀、腹泻、冷汗、面色苍白、皮肤青紫水肿、心率加速或减慢。

发作时患侧面色苍白、皮肤青紫水肿、多汗、流泪，心率加速或减慢，个别病人可伴眼肌麻痹。

【取穴】

1. 主穴：华佗夹脊、角孙、天容、天牖、四白、地仓。

2. 配穴：肩井、至阳、灵台、丘墟穴。

【按摩】

1. 揉按角孙穴：用食指揉按侧头部、耳尖上方处的角孙穴和天容穴（下颌角后方、胸锁乳突肌前方处）、天牖穴（天容穴后方胸锁乳突肌后缘），每穴揉按 1 分钟。

2. 揉按四白、地仓穴：用食指分别揉按四白穴（目平视，瞳孔直下 1 寸，眶下缘凹陷处）、地仓穴（口角外侧旁开 0.4 寸），每穴揉按 1 分钟。

3. 揉华佗夹脊：他人帮忙，用拇指点揉华佗夹脊 5、7、9、11 和 14 穴。每穴揉按 36 次。华佗夹脊位于第一至第五腰椎，各椎棘突间旁开 0.5 寸，每侧 17 穴，共 34 次。

4. 掐拿肩井穴：用食、中、无名指捏拿患侧肩井穴（肩膊上、肩峰与第七颈椎连成中点处，）共 18 次。

5. 按揉至阳、灵台穴：他人帮忙，在背部第六胸椎棘突下的灵台穴和第七胸椎棘突下的至阳穴处施用按揉法各 1 分钟。

6. 掐按丘墟穴：用拇指的指尖掐按外踝前下方凹陷中的丘墟穴约 1 分钟。

7. 掐列缺穴：用食指掐前臂内侧的列缺（两虎口平直交叉，食指到达处）穴，掐 1 分钟。

8. 按四渎、外关穴：用食指点按尺骨鹰嘴下 5 寸处的四渎穴和腕横纹上 2 寸处、两骨之间的外关穴，用力按压 1 分钟。

【生活调理】

1. 给予精神上的安慰与鼓励，消除患者焦虑、恐惧、忧郁心理。

2. 合理安排作息时间，保证睡眠充足，保持胃肠正常功能。

3. 戒烟、酒、茶等刺激之品。

4. 积极治疗原发病（例如癫痫等）。

5. 气功和点穴按摩对偏头痛有较好的疗效。

脑动脉硬化

脑动脉硬化临床上表现为神经衰弱综合征、动脉硬化性痴呆、假性延髓麻痹等慢性脑病。该病往往合并主动脉、冠状动脉、肾动脉和周围动脉硬化（男性多于女性），50岁以上的人多见。该病归属于中医学中"眩晕""头痛""虚损"等病证范畴。

脑动脉硬化临床主要表现为：眩晕、头痛、耳鸣、脑鸣、疲乏无力，注意力不集中，记忆力减退，嗜睡或失眠多梦；多疑固执，肢体麻木震颤，性情孤僻，反应迟钝，理解力或判断力差，严重时痴呆。

眼底检查动脉变细，反光增强，重者可呈银丝状。有时可见黄色的胆固醇斑点，动静脉的比例增大，可有明显的交叉压迫现象。体检可发现其他器官和周围动脉硬化。

理化检测：血液生化检查，胆固醇、甘油三酯及脂蛋白增高；脑电图检查，有轻度弥散性异常，两侧半球有少量 Q 波或 δ 波局限损害时可有灶性 δ 波；脑电阻图检查，可见血管弹性减退，主峰角变钝，重搏波消失，上升时间延长，不同程度的波幅下降；脑血管造影，脑血管管径大小粗细不一、弯曲，终末血管显影；CT 扫描，可见局限性低密度区，脑室扩大和脑萎缩，外侧裂不对称。

【取穴】

1. 主穴：神门、心俞、肝俞、脾俞、四神聪。

2. 配穴：三阴交、足三里、涌泉、八邪、肾俞穴。

【按摩】

1. 捏按神门穴：用拇指在神门穴（腕横纹尺侧缘）捏按约1分钟，力度朝手臂方向用力。

2. 点按心俞、肝俞、脾俞穴：反手向后，用中指分别点按心俞（第五胸椎棘突下，旁开1.5寸）、肝俞（第九胸椎棘突下，旁开1.5寸）、脾俞（第十一胸椎棘突下，旁开1.5寸），每穴点按约1分钟。

3. 点按四神聪穴：用拇指、食指中指、无名指同时用力点按四神聪穴头顶上，（在百会穴的前、后、左、右各旁开1寸处，共4个穴位）约1分钟。然后用掌心拍击头顶部百会和四神聪穴约 1 分钟。

4. 揉按三阴交穴：用双手拇指同时揉按双侧小腿内侧、内踝关节直上 3 寸处的三阴交穴约 1 分钟。

5. 按足三里穴：用双手拇指同时按在双侧小腿的足三里穴（髌骨下 3 寸，胫骨前嵴外 1 横指处）约 1 分钟。

6. 搓擦涌泉穴：用手掌尺侧缘以足底涌泉穴（足底前 1/3 凹陷中）为中心，用力搓擦约 1 分钟。

7. 击打八邪穴：双手放于胸前五指分开，两手用力互插入指蹼间重点击打八邪穴（五指分开在五指指蹼间，赤白肉际处一手 4 穴，两手共 8 穴，称为八邪穴）约 1 分钟。

8. 推擦腰：取坐位，双手掌心互相搓擦发热后，用双掌心推擦腰部反复上下推，重点推擦肾俞穴第二腰椎棘突下，旁开 1.5 寸，约 2 分钟。

【生活调理】

1. 注意劳逸结合，生活规律化。保持心情舒畅，避免情绪激动。

2. 低脂饮食，限制动物脂肪和含胆固醇较多的食物。

3. 多食蔬菜、水果和豆制品等，忌烟酒。

4. 加强护理，预防并发症（例如肝炎、尿道感染等）。

老年性痴呆

老年性痴呆的病理变化为脑组织弥散性萎缩和退行性改变。若其发病在老年前期出现，称为早老性痴呆；若系多个脑梗塞灶所致的认识功能全面衰退，又称为脑血管性痴呆或多发性脑梗塞痴呆。中医学称该病为"痴呆""呆病"。

老年性痴呆起病缓慢，早期表现为人格改变，变得主观任性，顽固迁执，自私狭隘，情绪不稳，不注意卫生。之后记忆力、定向力、智力和领悟力障碍。外貌苍老，皮肤干燥多皱、色素沉着，发白齿落，肌肉萎缩，神经系统检查常无明显阳性体征。

理化检测：脑电图检查，呈 a 节律减慢；CT 检查，显示大脑皮层萎缩和脑室扩大；血液生化检查，高血脂。

【取穴】

1. 主穴：太阳、大钟、涌泉穴。

2. 配穴：百会、四神聪。

【按摩】

1. 揉按太阳穴：用食指揉按太阳穴（目外眦与眉梢连线中点向后 1 寸处），先向前揉按 36 次，再向后揉按 36 次。

2. 擦颈：两手食、中、无名指并拢，用指腹于耳垂下方，沿后发际擦向颈椎方向，反复 60 次，使局部发红发热为度。

3. 握拳：两手握拳后，先从小指开始，依次序至无名指、中指、食指、拇指伸开而打开拳头，打开时迅速有力地伸展每 1 个指头；然后再依次从小指开始把拳头握进来，要求快捷有力。连续做 18 次。

4. 转颈：取坐位，心静神怡，先向左、向右缓慢转动颈部各 36 次。

5. 浴（擦）头：两手掌互相摩擦发热后，将两掌心按在前左、右两侧部，从前发际开始，向头顶、经后发际用力推擦至枕后、颈项，继而经耳后方，绕面颊向上擦回至前额，如此为 1 次，共擦 36 次。

6. 梳头：用十指的指腹均匀地梳揉整个头发根部，共 36 次。

7. 揉按大钟穴：每手用一指揉按双足大钟穴（足内踝最高点与跟腱连线中点处，再由此处向后下 0.5 寸，位于跟腱的内缘，约按 1 分钟。

8. 揉按涌泉穴：用拇指揉按双侧足底涌泉穴（足底前 1/3 凹陷中）各约 1 分钟。上述方法，每天做 3 次，连做 2 个月。

【生活调理】

1. 生活上要有专人护理，鼓励患者适当参加活动。

2. 不要让患者单独外出，以免迷路。

3. 重视防治老龄人的身体疾病，设法排除老龄者的孤独与隔绝，鼓励老年人多参加福利活动。

震颤性麻痹

震颤性麻痹又称帕金森氏综合征，是锥体外系的黑质变性引起的慢性退行性病变，临床以震颤、肌肉强直、动作减少、面具脸、慌张步态为主要表现。该病归属于中医学"肝风"的范畴。

【取穴】

1. 主穴：泽前、手逆注、外劳宫。

2. 配穴：肩前、百劳穴。

【按摩】

1. 点按泽前穴：用食指点按位于前臂内侧、肘横纹桡侧下 1 寸正对中指处的泽前穴约 1 分钟。然后用手掌擦前臂内侧面约 1 分钟，点按可有明显酸痛感。

2. 揉按手逆注穴：用拇指揉按前臂内侧、肘横纹与腕横纹连线中点、两筋之间处的手逆注穴约 1 分钟。

3. 捏外劳宫穴：用拇指的指尖用力捏手背、第二、三掌骨间、指掌关节后约 0.5 寸处凹陷中的外劳宫穴约 1 分钟。

4. 捏拿肩前穴：用拇指、食指、中指捏拿肩前穴（垂臂，腋前皱襞头上 1.5 寸处）约 1 分钟，或以局部酸麻胀痛为宜，然后用掌心的大鱼际肌在肩前穴处反复揉按约 1 分钟。

5. 推擦上臂：用手掌推擦上臂内侧手三阴经 1 分钟，然后用中指分别点按肩髃（肩峰下方，当上臂平举时肩前呈现凹陷中）、肩前（腋前皱襞顶端与肩穴连线的中点）、臂中（腕横纹至肘横纹的中点，两骨之间）、大陵（腕横纹中点），每穴点按 1 分钟。

6. 打八邪穴：两手五指分开，把手指插入另一手的五指指间，有节奏地叩打 36 次叩打在八邪穴（手背各指缝中的赤白肉际处左右共 8 穴）上。

7. 点按百劳穴：用中指点按位于颈后下方、第五、六颈椎两侧的颈项肌下端处的百劳穴约 1 分钟，力度由轻至重，以患者舒适为度。

8. 捏拿颈肌：他人帮忙，一手按于头顶部，另一手拇指与其他四指相对用力，捏拿颈项部的颈肌，宜用柔力，以患者舒适为度，或约捏拿 2 分钟。

【生活调理】

1. 按摩对强直为主者效果较好，尤其对病程较长者效果明显。要树立战胜疾病的信心，坚持治疗。

2. 对震颤为主者，效果稍差，可配合其他疗法综合治疗。

3.生活要有规律，保障充足的睡眠。

颈椎病

颈椎病是一种常见病，该病多数无明显外伤史，亦可因外伤而诱发，发病率随年龄的增长而增高，但其发病逐渐有年轻化的趋势。由于颈项部日常活动频繁，因而中年以后，颈部常发生劳损，包括颈椎骨刺增生、颈项韧带钙化，颈椎间盘萎缩退化等改变。此类劳损性改变影响到颈部神经根，或颈部脊髓，或颈部主要血管等，从而引起的相应临床症状和体征。颈椎病与中医学的"痹证""眩晕"等关系较为密切。

【临床表现】

1. 颈型颈椎病：主要表现为颈部的酸、痛、胀等不适感，休息后可缓解或自愈，可反复发作。颈部肌肉的拘紧，有压痛，压痛点常在肌肉、关节突、项韧带等。颈部的活动范围多无明显障碍。

2. 神经根型颈椎病：主要表现为颈神经根性疼痛，伴有颈神经根分布区域的感觉异常，例如上肢麻木、痛觉过敏等。颈神经根支配区皮肤感觉减弱或过敏，肌力下降，肌萎缩，颈部活动受限，棘突及肩胛内上角压痛，臂丛神经牵拉试验阳性，压颈试验阳性。

3. 脊髓型颈椎病：锥体束症状表现为肢体麻痹，拘紧，手足笨拙无力，上肢不能做精细动作，握力差，下肢乏力，步态不稳，甚者可突然跌倒，但很快可自行恢复，走路可有踩棉花感等。

植物神经症状：常伴有自主神经功能紊乱的症状，以胃肠、心血管、五官症状为主。排便、排尿功能障碍及性功能障碍：尿急、尿频、排空不良、便秘，潴留。节段支配区域以下的皮肤感觉异常，上肢的肱二头肌、肱三头肌和桡骨膜反射、下肢的膝反射和跟腱反射，早期为亢进，后期则减弱或消失。腹壁反射、提睾反射和肛门反射都减弱或消失。Hoffmann 征、Babinski 征等病理反射阳性亦可出现踝阵挛、髌阵挛等。

4. 椎动脉型颈椎病：主要表现为头痛、头晕，其他症状如偏头痛、耳鸣、听力下降、记忆力减退、近事健忘、失眠、多梦、发音障碍等。严重者可出现突然摔倒。大多数伴有自主神经功能症状。

5. 交感型颈椎病：眼球胀痛、震颤、耳鸣、听力减退，头痛、偏头痛、头晕，心慌心悸、心律不齐、心前区疼痛等，肢端冰凉或发红、烧灼、肿胀，皮肤干燥变薄、多汗或少汗，或出现胃肠道症状、失眠、多梦等。单纯交感型者可无明显的阳性体征。

X 线摄片检查：颈椎的 X 线正、侧、斜位摄片可显示颈椎变直或成角，椎间隙变窄，椎体前后缘及钩椎关节骨质增生，椎间隙变窄等。

CT 检查：可直接观察颈椎的骨骼和软组织情况。

磁共振（MRD）：可较清楚地了解颈椎及脊髓和周围组织的情况。

【取穴】

1. 主穴：后项（颈项部正中线，后发际下 1 寸）、新识（第三颈椎棘突下，旁开 1.5 寸）、百劳（第五颈椎棘突下，旁开 1 寸）、印堂（两眉连线中点）、太阳（眉梢与目外眦连线中点，再向后 1 寸处凹陷中），每穴点按 1 分钟。

2. 配穴：合谷（第二掌骨中段，侧缘处）、手三里（曲池下 2 寸处）、曲池（屈肘 90 度，肘横纹桡侧缘尽头，向外 0.5 寸处）、肩井（肩峰与第七颈椎棘突连线之中点）、天宗（肩胛岗下窝的中央）、大椎（第七颈棘突下）、风池（枕骨粗隆直下凹陷中）、哑门（后发际正中上 0.5 寸）。

【按摩】

1. 按风池穴：取坐位，先用两手中指的指尖，按压两侧风池穴 1 分钟，然后再用其指面，沿颈椎两侧的肌肉，由上而下按揉，随揉随寻找痛处（即阿是穴），在痛点处做重点按揉约 3 分钟，以缓急止痛。

2. 按压风府至大椎穴：用五指的指面，自枕后风府穴（后发际正中直上 1 寸）处，沿颈椎棘突依次向下按压，直至压到大椎穴，往返数次。

3. 捏拿颈肌：用两手指分别捏、搓、擦颈后项韧带和斜方肌，约 2 分钟，或至局部发热为度。

4. 拨颈项部：用手的四指尖在颈椎棘突两侧施重力抓、拨颈项部，反复约 2 分钟。

5. 捏合谷穴：用拇指的指尖用力捏另一手的合谷穴（第二掌骨中段桡侧缘处）1 分钟，或至局部酸麻胀痛为宜。

6. 捏十宣穴：用拇、食两指的指甲分别捏两手指指尖的十宣穴（十指指尖处，距指甲 0.1 寸处），每穴捏 9 次。

7. 捏指甲角：用拇指、食指的指甲，分别捏两手十指的指甲角，每指捏 9 次。

8. 打八邪穴：两手五指自然伸开，指与指之间要有 1 寸左右的距离，两手指做相互交叉，指根互相冲撞对打虎口和四指根部（八邪穴）100 下。

9. 活动颈部：取站立位，做头颈部前屈、后伸、左中旋转动作各 8 遍，速度要缓慢。

10. 颈椎牵引：病人取坐位，用颈椎牵引套固定后枕部和下颌，在颈部前屈 15 度位置缓慢向上牵引，牵引剂量 51 千克，每次牵引时间 15~20 分钟。

11. 理筋整复：病人取坐位（以颈椎棘突向左偏歪为例），术者立其身后，用左肘窝夹持病人下颌，右手拇指顶住向左偏歪之棘突，嘱病人颈部前屈，当有力传到右手拇指时，嘱病人向左旋转颈部至最大限度。施术时，术者左肘窝夹持病人下颌突然用巧力向左后上方提拉，与此同时，右手拇指用劲向右前方顶推偏歪的棘突，两手密切配合，可闻及复位声响。对脊髓型颈椎病严禁使用扳法。

12. 分理项背：先用拇指揉法施术于患部压痛点（阿是穴）2 分钟，然后用法施术于颈部、肩背部及患侧上肢 2 分钟。再分别用拇、食两指捏拿胸锁乳突肌 3 次，用中指揉拨缺盆穴 3 次。

【生活调理】

1. 局部制动。症状较轻者不需制动，症状严重者可用塑料吹气颈围制动颈部，也可用颈支架制动。

2. 颈部活动锻炼。疼痛好转后逐渐进行颈部的活动锻炼，以增强肌力。

3. 椎动脉型尚须对动脉硬化进行治疗。

4. 避免过度劳累及寒冷侵袭。

5. 保证足够睡眠，切勿伏案工作过久。

6. 积极预防和治疗颈部的外伤。

第六章 慢病生活宜忌

桑叶药枕治疗头晕目眩

桑树是一古老的树种。在漫长的历史进程中，不管是桑叶、桑皮还是桑葚，都同我们的生活密切相关。桑叶不仅可以用来饲养家蚕，同时也是一味非常重要的中药。尤其是在晚清时，桑叶的药用颇为盛行。据《神农本草经》记载："桑叶，主除寒热、出汗。汁，解蜈蚣毒。"据《神农本草经疏》记载，桑叶味甘，性寒，无毒，下气，又能除脚气水肿，利大小肠，除风。经霜则兼得天地之清肃，故又能明目而止渴；又能益血长发，凉血止吐血。

国医大师颜德馨在临床上也喜用桑叶治疗盗汗、阴虚内热等症，同时，他认为民间用霜桑叶制作出的药枕，确实对头晕目糊有效果，可以帮助患者获得更好的睡眠。什么是霜桑叶呢？顾名思义，这种桑叶是在冬季落霜后采集加工而成的，经霜后的桑叶凉血清热之力更为显著，善于凉血燥湿、祛风明目，对头目诸病都有不错的疗效。清末著名医家张寿颐曾经说过："桑叶，以老而经霜者为佳，欲其气之全，力之厚也，故入药用冬桑叶，亦曰霜桑叶。"

霜叶制成的药枕属于中医"闻香治病"的外治方法。药气通过人的呼吸进入体内，透过肌肤进入脏腑，缓慢而持久地发挥药效，非常适用于一些慢性病的调理。对于神经衰弱引起的失眠或是高血压引起的头晕目眩，都有一定疗效。俗话说，"一世人生半世枕"，人一生中有 1/3 的时间用于睡眠，因此选择一个舒适的药枕，从长久来看对缓解头晕目眩等症很有帮助。

睡药枕的时候，可以在下面垫上一个普通的枕头，药枕的大小根据用药数量多少来定，一般来说，一定要注意枕的高度和舒适。

虚烦失眠，煎碗酸枣仁浓汤

酸枣仁又叫枣仁、酸枣核，是中医治失眠最常用的一味中药。宋代《太平圣惠方》中就有酸枣仁治疗"骨蒸（虚热），心烦不得眠卧"的记载；元朝名医朱丹溪指出："血不归脾而睡卧不宁者，宜用此（枣仁）大补心脾，则血归脾而五脏安和，睡卧自宁。"《神农本草经疏》认为酸枣仁"实酸平"仁则兼甘。专补肝胆，亦复醒脾。熟则芳香，香气入脾，故能归脾。能补气，故可温胆。母子之气相通，故亦主虚烦、烦心不得眠。

现代药理研究表明，酸枣仁能抑制中枢神经系统，有明显的镇静、催眠作用，它所含的酸枣仁皂苷 A、黄酮是改善睡眠的主要有效成分。中药方剂中，酸枣仁多用于配方，但单独煮汤也有佳效。

日常生活中如何防止脱发

在日常生活中，脱发患者也要加强注意，以防止继续脱发，促进新发再生。一般说来，注意事项有：

1. 不用塑料梳子和头刷。因塑料物品容易产生静电，会给头发和头皮带来不良刺激。最理想的是选用黄杨木梳和猪鬃头刷，既能去除头屑，增加头发光泽，又能按摩头皮，促进血液循环。

2. 不用脱脂性强或碱性洗发剂。这类洗发剂的脱脂性和脱水性均很强，易使头发干燥，头皮细胞坏死。应选用对头皮和头发无刺激性的无酸性天然洗发剂，或根据自己的发质选用。

3. 减轻精神压力。精神状态不稳定，每天焦虑不安会导致脱发，压抑的程度越深，脱发的速度也越快，所以脱发患者务必消除精神压抑感。经常进行深呼吸、散步，做松弛体操等，可消除一天的精神疲劳。

4. 烫发吹风要慎重。吹风机吹出的热风温度有时可达 100 摄氏度，会破坏毛发组织，损伤头皮，因此要避免频繁机吹风使用。烫发次数也不宜过多，烫发液对头发的影响也较大，使用次数多了会使发丝元气大伤。

5. 空调要适宜。空调的暖湿风和冷风都可成为脱发和白发的原因，空气过于干燥或湿度过大都对保护头发不利。

6. 避免暴晒。日光中的紫外线会对头发造成损害，使头发干枯变黄，因此夏季要避免日光暴晒，在室外游泳、做日光浴时要注意防护。

7. 避免不戴游泳帽在公共泳池长时间游泳。公共泳池会使用大量漂白粉杀菌消毒，这会使头皮头发干涩，使脂性脱发患者的头发更容易脱落。

8. 脱发患者还要注意营养成分的均衡摄取。头发 95% 的成分是由蛋白质组成，这些物质大量存在于鸡蛋、猪肉、沙丁鱼、海带、黄瓜、黑芝麻、海藻等食物中，特别是海带和鱼类。长期均衡地摄取这些食物，可改善发质，使头发变得不易脱落。

"拿五经"梳头可白发转黑

"拿五经"梳头有使白发转黑的效果，奥秘便在于梳头按摩百会穴。那么"拿五经"梳头方法应该如何做呢？

先将五指张开，分别放在头部前面的发际督脉、膀胱经、胆经的循行线上（中指位于头部正中的督脉线上，食指和无名指位于头部正中与额角之间内 1/3 处的膀胱经线上，拇指与小指位于头部正中与额角之间外 1/3 处的胆经线上）。

五指指尖立起，用力点按 5~10 秒，使点按处出现明显的酸胀感，再原处揉 20 秒，这叫作点揉法。然后指尖放松，五指垂直向上移动约 0.5 厘米的距离，再次用力点按，如此反复点按，自前发际一直点按至头后部颅底，计为 1 次，共点按 20~30 次。按揉时如遇某个部位的疼痛感较为明显，可将揉法加到 1 分钟，然后继续如上操作。

中医认为"发为血之余"，经常梳发，刺激头皮能促进发根处的血液循环，使毛母角化细胞和毛母色素细胞得到充分营养，可以坚固发根、黑润发色。不过普通地用手指沿头皮向后梳会带下头发，尤其是本身头发花白或已有脱发症的人，更是不适合用此方法。

"拿五经"的方法，不仅有助于白发转黑，还可以醒脑安神。中医认为，头为"诸阳之首"，是人体的主宰，人体所有阳经均上达于头面，所有阴经的经别合入相表里的阴经之后均到达头面，并且这些经脉通过头顶的 5 条经脉汇于百会穴，起着运行气血、濡养全身、抵御外邪、沟通表里上下的重要作用。头部分布着 40 多个穴位、10 余处刺激区，常刺激能疏通经络，增强血液循环，改善颅内营养，起到醒脑提神和养脑安神的作用，既可以让人白天精神旺盛，又可以让人晚上睡眠安稳。

青光眼病人饮食起居很重要

青光眼是由于眼压升高，引起视神经损害和视野缺损的一种严重眼病。由于大多数慢性青光眼病人发病隐匿，进展缓慢，常不被察觉，当病人发现视力异常时，已经到了疾病晚期，主要表现为视野严重受损。

青光眼是一种常见的慢性病，发展缓慢，治疗周期长，有的需终生用药，不能间断。所以，病人除生活上的调养外，饮食上也应注意调整。青光眼病人应根据自己的实际情况，注意调整饮食及选择最合理的饮食方案。

青光眼病人饮食要做到"三忌"

"三忌"即忌烟、忌酒、忌喝浓茶。过量吸烟，由于尼古丁的作用，可引起视网膜血管痉挛，导致视神经缺血；烟草中的氰化物可引起中毒性弱视，危害视功能。大量饮酒可造成眼球毛细血管扩张，眼睛充血加重，甚至导致青光眼急性发作。常喝浓茶虽有利尿功能，但往往使人过度兴奋，影响睡眠，引起眼压升高。

注意饮食卫生，多吃易消化的食物，如蔬菜、水果等，以保持大便通畅。饮食也要合理安排，进餐要定时，进餐时间不能间隔过长。过度饥饿，会使胃肠的部分血液集中到头部，可使眼内血容量增加，促使房水分泌增多而使眼压升高。必须避免暴饮暴食，少食辛辣厚味，尽可能不吃或少吃刺激性食物，如辣椒、生葱、胡椒等。

注意节制饮水量（特别是冬天），茶水、牛奶和汤的摄入量也要有限制，每天最多饮水 1000~1500 毫升（5~6 玻璃杯），一般每次饮水不要超过 400 毫升。因为一次饮水过多，可造成血液稀释，血浆渗透压降低，使房水产生相对增多，导致眼压升高。

大便秘结也是诱发青光眼发作的一个因素。为了保持大便通畅，患习惯性便秘的青光眼病人，可每天服蜂蜜通便；多吃些蔬菜、水果及粗纤维食物，食用植物油，以此来改善肠内润滑度。对于不含纤维素的糖类、肉类宜少食。

吃有利水功效的食物。青光眼病人眼压高是由于眼内积聚过多的水分，使用利水药可增加房水流量，减少房水潴留。有利水作用的食物包括赤小豆、冬瓜、西瓜、丝瓜、金针菜等，可常作为青光眼辅助治疗食品。

吃富含维生素 E 和 B 族维生素的食物。青光眼后期多会严重影响视力，维生素类对保护视力有好处。如麦芽、植物油、黄豆、花生、蛋黄等富含维生素 E；粗粮、大枣、豆类、猪瘦肉等富含维生素 B，动物肝脏及绿叶蔬菜含维生素 B_{12}。

蜂蜜治疗青光眼效果好。急性青光眼病人服蜂蜜 100 毫升后，症状可以缓解。甘油也具有同样的疗效，一次口服 100 毫升能使眼压迅速下降。蜂蜜与甘油属于高渗剂，服用后能使血液渗透压增高，以吸收眼内水分，降低眼压。

青光眼病人生活起居要有规律，早起早睡，保持睡眠充足，并进行适当的体育锻炼。一天的生活起居、工作学习、运动等都要适当安排，养成规律，持之以恒，保持身心愉快。

尤其要注意用眼卫生，不要过分疲劳，看书时光线必须充足。看近物久了，过分疲劳，会造成睫状肌的收缩和晶状体的前面凸出，使眼压升高；如果光线暗，必然瞳孔散大，这样更加促使眼压增高。所以，青光眼病人在暗处不能久留，不宜戴暗色眼镜；电影院等光线过暗的场所，也不利于青光眼病人。

青光眼病人术后早期不要大补

在青光眼手术中，医生会在病人的眼内和眼外做一个滤过通道，这个滤过通道就是关系到手术能否成功的伤口。在术后 3 个月内，医生会想方设法让这个伤口不愈合。如果病人经常吃一些高蛋白食品，甚至吃一些促进组织愈合的中药，就有可能导致滤过通道瘢痕化，造成手术失败。因此在保证基本营养的前提下，青光眼病人手术后切忌大补，饮食宜清淡，可吃一些低蛋白食物。

此外，青光眼病人还要特别注意术后不要服用人参、西洋参、花旗参、党参等参类补品和活血化瘀的药物，因为这些补药可能会导致前房积血。

预防白内障，多吃黄绿色蔬菜

人眼中维生素 C 的含量大约比血液中高出 30 倍。随着年龄的增长，人们的营养吸收功能与代谢功能逐渐减退，造成晶状体营养不良，人眼中的维生素 C 含量明显下降，久而久之引起晶状体变性，导致白内障发生。维生素 C 还能减弱光线对晶状体的损害，具有防止老年性白内障形成的作用。

近年来，大量实验室研究表明，白内障可能是许多因素的综合结果，晶状体氧化损伤是其形成的最初因素。

研究发现，晶状体本身有着一定的防御氧化损伤的功能，如晶状体中存在一些清除剂及其他一些有机物，可以清除某些特殊反应的中间产物，使晶状体免受损害，其中主要有维生素 C、维生素 E、胡萝卜素、谷胱甘肽、维生素 B_1、维生素 B_2 等。此外，有各种微量元素和矿物质亦参与晶状体蛋白质的代谢，一旦这些维生素及有关成分缺乏，就会造成代谢紊乱，氧化蛋白质成分增加，晶状体逐渐浑浊形成白内障。

因此，专家认为，维生素及一些微量元素对防治白内障的形成与发展有相当重要的作用，老年人平时应多摄取含有丰富维生素 C、维生素 E、胡萝卜素、谷胱甘肽、维生素 B_1、维生素 B_2 等营养成分的食物。但要注意不可一次食用过量，以防中毒。

预防黄斑变性，多吃蔬果

目前黄斑变性已成为老年人最普遍的致盲原因之一。老年黄斑变性分为干性黄斑变性和湿性黄斑变性两种类型。干性黄斑变性发展较为缓慢，一般对视力影响也不是很大，但需预防，不要放任其发展到晚期。湿性黄斑变性发展迅速，几个月甚至几天的时间，视力就能下降得非常明显。黄斑变性引起的严重视力损害90% 是由湿性黄斑变性引起的。

然而，老年黄斑变性早期几乎没有症状，不容易引起重视。老年黄斑变性主要损害中心视力，会导致视物时中心发黑发暗，出现黑斑，以及看东西变形，但不会引起疼痛。掌握自我检查的方法，并在 50 岁以后定期去医院查眼底，可以提前发现黄斑变性。

蔬果有护眼的"特殊营养"

防黄斑变性可重点补充含 A、B 族维生素及蛋白质的食物，如牛奶、豆浆、鸡蛋、家禽、鱼、虾、猪瘦肉、牛肉等，也可多吃枸杞子、枸杞叶、桑椹、海带、海藻等。海带含丰富的碘，碘质可以吸收黄斑部位的变性物质，以防止病情发展，也有预防作用。

从饮食中多摄取抗氧化剂及矿物质可以减缓眼睛的病变，特别是末期的黄斑部病变，有效降低患病风险。视网膜斑点退化是老年人致盲的一个重要原因，多吃富含叶黄素和玉米黄素的菠菜和鸡蛋有助降低这个风险。抗氧化剂及矿物质还可以防止人体内的活性氧分子、自由基经由氧化作用伤害眼睛细胞，这也是它们能有效护眼的最重要原因。

医学研究认为，氧化作用可能和白内障、黄斑部病变等老化眼疾有关。有助于维持眼睛健康的抗氧化剂，包括维生素 A、维生素 C、维生素 E、类胡萝卜素（包括 β–胡萝卜素、叶黄素、玉米黄素）及花青素，尤其是叶黄素、玉米黄素和 β–胡萝卜素，与维生素 A 一样，都是眼睛健康所需要的"特殊营养"。而其他营养素，如维生素 B 群则负责维护视神经及角膜健康。最佳的护眼食物当然是各种新鲜蔬果，不论深绿色叶菜，或是红、橘、黄、紫等各颜色漂亮的蔬果，都能提供上述各种抗氧化剂。因此，每人每天至少应食用 3 种蔬菜、2 种水果，国外甚至建议 1 天要吃 10 种蔬果。

耳背耳聋该怎么吃

调查资料显示，我国 60 岁以上的老人中，75% 的人有不同程度的耳鸣、耳聋，特别是一些患有糖尿病和心血管疾病的人，比例更高。老年人身体的各项机能都开始退化，抵抗力也大不如前，这时候各种疾病开始趁虚而入，老年性耳聋是机体退化最常见的表现之一。在高脂血症的老年患者中，老年性耳聋的发病率明显高于血脂正常组。高血脂会引发老年性耳聋，除因脂质沉积使外毛细胞和血管纹变性、血小板聚集及红细胞淤滞、微循环障碍外，还可能与过氧化脂对听觉感受器中生物膜和毛细胞的直接损害有关。

如果大量摄入脂类食物，会使血脂增高，血液黏稠度增大，引起动脉硬化。内耳对供血障碍最敏感，出现血液循环障碍时，会导致听神经营养缺乏，从而产生耳聋。因此，老年人每天脂肪总摄入量应控制在40克左右，应少吃各种动物内脏、肥肉、奶油、蛋黄、鱼子、油炸食物等富含脂类的食物。每天食品中胆固醇含量应在300毫克以下。少吃动物脂肪及富含胆固醇的食品，如蛋黄、动物内脏、对虾、奶油等。烹调方法尽量选用炖、煮，避免油炸、煎。

老年性耳聋病人可适当多吃鱼类食物，尤其是青鱼。因为青鱼体内含有丰富的不饱和脂肪酸，它能够使呈胶状的中性脂肪和胆固醇从血管壁上游离出来，避免产生高血脂，从而达到防治老年性耳聋的目的。

耳朵保健操，开窍聪耳治耳鸣

我们可以尝试给耳朵做以下按摩，以达到"耳聪"的目的。

1、揉耳廓

两手捂住耳朵，掌心对着耳廓，然后从后至前，再从前至后轻揉耳廓。

2、钻耳眼

食指分别轻轻插入两侧的耳孔内，就像钻井打水一样，在耳孔里转动，注意均匀用力，切勿划伤外耳道皮肤。

3、掐痛点

在耳廓上寻找痛点，然后用指尖进行掐捏，这是因为身体的疾病会在耳廓的相应部位出现敏感疼痛点。也可以从耳廓到耳垂，再到耳屏，进行依次的掐按。

4. 拉耳垂

拇指和食指一起捏住耳垂后，进行反复搓揉，不时地向下牵引耳垂，力量以不使耳根及耳郭部分疼痛为宜。

预防骨质疏松，补钙还不够

骨质疏松症最严重的危害是造成骨折。骨折以后，不但疼痛，还影响生活质量。中老年人骨质疏松会形成一个比较典型的体态特征：随着年龄增长，身材会随着椎骨压缩而变矮；或原来是挺拔的身材，慢慢变得弯腰驼背。

骨质疏松主要分为两大类，即原发性的骨质疏松和继发性的骨质疏松。女性绝经期后出现的骨质疏松，老年男性出现的骨质疏松都属于原发性的骨质疏松；由某些疾病或是某些诱因（如药物）而引起的骨质疏松则属于继发性的骨质疏松。不同类型的骨质疏松，治疗手段不一样，如果不加区分，一律补钙，可能会出现并发症。

继发性的骨质疏松，如营养不良等引起的骨质疏松，补充钙剂就非常有效；而对于原发性的骨质疏松就不能依靠补钙来治疗。绝大多数老年人发生的骨质疏松属于原发性骨质疏松，这类老年人应该在医生的指导下进行治疗，如绝经女性可补充雌激素等，盲目补钙不会有很大用处。

补钙是拯救骨质疏松的重中之重

由钙营养不良引起的骨质疏松者为数不少，中老年人由于消化功能减弱，胃口差、进食少，致使蛋白质、钙、磷、维生素及微量元素摄入不足，特别是维生素 D 缺乏。维生素 D 在肾脏的作用下，转化为对人体健康尤为重要的维生素 D3。可由于年龄的增长，中老年人的肾功能减退，使维生素 D 不能有效消化，也使胃肠道对维生素 D 的吸收下降，从而造成骨形成不足。此外，钙、磷及蛋白质的摄入不足使钙、磷比例失调，都使骨的形成减少。

骨骼由有机物和无机物组成，无机物让骨骼变硬，有机物让骨骼变得强韧。一般来说，要想骨骼坚硬，补钙已经足够。但钙的吸收也有上限，并非补得越多吸收越多，效果越好。如草酸钙补多了可能引起肾结石，所以，适量补钙才是最佳。

据调查，目前我国每人每天从膳食中摄取的钙大约为 400 毫克，而成人每天实际所需的钙量约为 800 毫克（老年人、更年期和哺乳期女性需求量更多）。因此，除正常饮食外，每天额外补充 400 毫克钙便已足够。

由于钙的形成离不开维生素 D 的转运吸收，故补钙的同时还要确保维生素 D 的摄入；而微量元素，如铁、锌、铜、锰、硒、镁等，则对骨骼有机物，特别胶原的形成功不可没。因此，防治骨质疏松不能单纯补钙，还要注意补充维生素 D 和微量元素，三管齐下才是较好的补钙方式。

骨骼"加油站"——维生素 D

维生素 D 能促进肠道内钙的吸收，减少肾脏钙的排泄，就像加油站一样，源源不断地把钙补充到骨骼中去。如果缺少维生素 D，骨头的硬度会降低，形成"软骨症"。因为生理原因，孕妇、老人的下肢、骨盆等处骨骼力量会减弱。

人体90%的维生素 D 依靠阳光中的紫外线照射，通过自身皮肤合成；其余10%通过食物摄取，这类食物有蘑菇、海产品、动物肝脏、蛋黄和瘦肉等。补维生素 D 最安全、有效、经济的方法是晒太阳。美国研究人员建议，天气晴朗时，每天正午前后 2 小时内，不擦防晒霜，暴露 40% 以上的皮肤，晒太阳 5~15 分钟就足够。对于常年在写字楼办公的人来说，隔着玻璃照射，阳光达不到合成维生素 D 的效果，最好工作之余，多进行户外运动。

除正常饮食外，最好每天能喝上两小盒牛奶或酸奶（每 100 毫升奶可提供120 毫克的钙，市售的供一人一次饮用的盒装牛奶，其容量大约是 250 毫升，即便是老人家或更年期女性这样对钙有高需求的人，摄钙量也已足够。

如果选择补钙产品补钙，最好选择元素钙含量最高的碳酸钙，并在早餐时，与一些含糖食品（如面包、面条、粥）同服。但不要掰开吃，以免钙片提早在胃内溶解引起不适。

绿叶菜中富含草酸和膳食纤维，它们都会干扰钙的吸收，因此，只要不是在吃了大量的蔬菜后补钙不会有太大影响。

骨质增生吃什么好

骨质增生是由于年龄等原因引起的退行性病变。打一个比方，人体就像是一堵墙，新盖好时，各个部位的支撑能力会很强，这时像是十几岁、二十几岁的年轻人；当年岁久了，就会有些不牢固，这时我们就需要给它一个额外的支撑。而在人体内，随着年龄的增长，关节的软骨逐渐退化，细胞的弹性减小，骨关节在不知不觉中被磨损，尤其是活动量大的颈、腰、膝关节、足跟，它们会自觉地增生出软骨作为支撑，但由于损伤的关节软骨没有血管供应营养，很难修复，时间久了，增生的软骨又被钙化，就形成了骨质增生。

骨质增生是人体衰老的必然结果，虽然不是由缺钙引起，但骨质增生者一般都伴随着体内钙质的流失，而引起缺钙，所以，出现骨质增生的人，还是要注意补钙，平时要多吃富含钙质的食品。

骨质增生应怎样吃

多进食高钙食品，以确保中老年人骨质代谢的正常需要。老年人钙的摄取量应较一般成年人增加约 50%，即每天不少于 1200 毫克，故宜多食牛奶、蛋类、豆制品、蔬菜和水果，必要时要补充钙剂。

要增加多种维生素的摄入，如维生素 A、维生素 B_1、维生素 B_6、维生素 B_{12}、维生素 C 和维生 D 等。

应多食蔬菜、水果和含粗纤维的食物，常食坚果，注意营养的补充。

应多食富含抗氧化剂的食物，如木瓜、芒果、甜瓜、葡萄、凤梨、香蕉、草莓、番茄、马铃薯、包心菜等，这些食物所含有的物质成分，可使自由基遭到破坏，以减缓炎症反应，进而加速疾病康复进程。

还有一些食物要少吃，如柳橙类水果，橙子、橘子等，同时不要饮用刺激性饮料，如咖啡、酒等，因为这些食物中所含的一些物质可扰乱体内矿物质平衡，不利于疾病康复。

骨关节炎患者要避免过度劳累

年龄、性别和肥胖是骨关节病的三大致病因素。人在 30 岁以后，关节软骨开始退变，骨关节病的发病率逐渐增加；50 岁时约 50% 的人会不同程度地患上骨关节病；65 岁以上人群经 X 光片证实患病率可高达 70%。由于女性病人受更年期激素变化的影响，比男性更容易发生骨关节病，患病率是男性的 2~3 倍。

身体肥胖会增加骨关节的承重负担，因此，肥胖程度和膝关节病的发病率成正比。据统计，肥胖人群患关节炎的比例是正常人群的 4~7 倍。此外，关节使用过度、运动损伤、遗传也是骨关节病的患病因素。某些人群易患该病，如纺织工人、运动员易患膝关节炎；办公室工作人员易患颈椎病。家族有关节炎病史者，后代患关节病的可能性也较大。

综合上述因素，可以看出，就像人会衰老、机器会磨损一样，随着年龄增长，关节也会老化。即使没有任何外伤、感染的影响，骨关节病也会随着年龄增长而形成及加重。坐以待"残"显然不是办法，只有及时防范、纠治，方为良策。

据国外文献报道，50 岁以后，随着年龄增长，骨关节炎病人应注意调整、改变以往的生活方式。其目的是维持关节的正常功能，避免病情加重、关节畸形和关节残废。改变生活方式涉及的范围较广，主要包括降低体力劳动强度、改变不良作息习惯、调整饮食结构、保证充足的睡眠等。

其次，避免过度劳累。过度劳累是慢性病的主要禁忌，因为慢性骨关节炎的病人机体和组织器官耐受能力逐渐低下，需要比健康人多休息，而过度劳累使患病关节难以承受，势必造成不良后果。

再次，骨关节炎患者要注意补钙，多食富含维生素 D 的食物，增加多种维生素的摄入。

骨折病人如何进补恢复快

骨折可以发生在人体的各个部位，大都是骨骼难以承受外界压力所造成的。骨折后的病人，机体内处于高代谢状态，也会出现氮负平衡和钾、磷、钙盐的丢失。尤其是长期卧床的骨折病人，此种现象更是明显，所以，更应注意营养素的合理补充。

想要骨健康，这些食物来帮忙

骨骼健康对于中老年人十分重要，仅仅补钙还不够，还要及时补充多种营养，与钙一起保卫骨骼，才能让你拥有硬朗挺拔的身体。

骨骼"保卫者"——镁

在新骨的形成中，镁起到重要作用。骨骼中镁的含量虽然少，可一旦缺乏，会让骨头变脆，更易断裂。长期缺镁，还会引发维生素 D 缺乏，影响骨骼健康。美国塔夫斯大学骨骼研究专家凯瑟琳·塔克博士指出，饮食中镁摄入低的女性，骨骼密度也较低。

紫菜、全麦食品、杏仁、花生和菠菜等都富含镁。每星期吃 2~3 次花生，每次 5~8 粒就能满足一个人对镁的需求；多喝水也能促进镁的吸收。

骨骼"混凝土"——蛋白质

骨骼中，22% 的成分都是蛋白质，主要是胶原蛋白。有了蛋白质，人的骨头才能像混凝土一样，硬而不脆、有韧性，经得起外力的冲击。蛋白质中的氨基酸和多肽有利于钙的吸收。如果长期蛋白质摄入不足，不仅人的新骨形成落后，还容易导致骨质疏松。经研究发现，不爱吃肉、豆制品，长期缺少蛋白质的人，容易发生髋骨骨折。

常吃富含胶原蛋白和弹性蛋白的食物，对骨骼健康最有益，这类食物有牛奶、蛋类、核桃、肉皮、鱼皮、猪蹄胶冻等。正常人不需要额外服用蛋白粉等保健品。蛋白质摄取过多反而对骨骼不利，会使人体血液酸度增加，加速骨骼中钙的溶解和尿中钙的排泄。

骨骼"稳定剂"——钾

人体每个细胞都含有钾元素，骨骼也不例外。它的主要作用是维持酸碱平衡，参与能量代谢和维持神经肌肉的正常功能，它对于骨骼的生长和代谢是必不可少的。钾也能够防止钙流失，使骨骼更硬朗。

要想补钾，多吃香蕉、橙子、李子、葡萄等水果，西红柿、土豆、菠菜、山药等蔬菜，以及紫菜、海带等海藻类食品是最安全有效的方法。特别是橙汁，里面含有丰富的钾，而且能补充水分和能量。钾补充剂最好不要轻易服用，因为它可能对心脏不利。

骨骼"添加剂"——维生素 K

骨头需要维生素 K 来激活骨骼中一种非常重要的蛋白质——骨钙素，从而提高骨骼的抗折能力。哈佛大学研究表明，如果女性维生素 K 摄入较低，就会增加骨质疏松和股骨骨折的危险。荷兰学者研究则发现，补充维生素 K 能促进儿童骨骼健康，减少关节炎的发生。

膳食中，蔬菜叶片的绿颜色越深，维生素 K 的含量就越高。每天只要吃 500 克蔬菜，其中包含 300 克以上的深绿叶蔬菜，就能有效预防维生素 K 不足。

行动不便期间，不宜补充过多的钙

在骨折早期，还不能自如行动，应选用低脂、高维生素、高钠、高铁、含水分多、清淡味鲜、易消化的半流质饮食。每天 4~5 餐。四肢骨折轻伤者可用普通膳食，每天 3 餐，下午加餐维生素 AD 奶或强化钙酸奶。

对于长期卧床的骨折病人，要适当地增加每天供给的热能和蛋白质，如动物蛋白质和大豆蛋白，计每天每千克体重 1~1.5 克。过高的蛋白质，在体内代谢中产生大量的酸性物质，并从尿中排出，而这些酸性物质排出时，可使尿钙的排出量增加，从而导致体内钙的流失，也给肾增加负担。

在限制活动期间，应以鱼、虾、乳、蛋、禽等易消化、易吸收的动物蛋白食品为主，清淡、低盐（每天不超过 5 克盐）和低脂饮食；避免食用动物性脂肪和煎炸食品，如红烧肉和过于油腻的骨头汤等。在限制活动期间不应摄入过高的钙质，以防发生泌尿系统结石。摄入钙量过高时应确保有充足的液体摄入，以促进钙的排出。

正常情况下，成人对钙的需要量为 1000~1500 毫克 / 天。手术后的骨折病人还需适当补充锌，以加速伤口愈合；同时补充多种维生素，如维生素 A、维生素 D、维生素 C 和 B 族维生素。保证每餐有新鲜的蔬菜和水果，防止便秘的发生。特别强调的是饮食要多样化，粗细搭配，少食多餐，甜食要少吃，少喝咖啡、浓茶及碳酸饮料等，烟酒要节制。卧床病人应经常接受日光浴及一些功能锻炼。

预防痛风，饮食很关键

痛风是一种因嘌呤代谢障碍，使尿酸累积而引起的疾病，属于关节炎的一种，又称代谢性关节炎。痛风多发于人体最低部位的关节，发作时，产生让人痛不欲生的"痛"感，一般1~7天疼痛就会消失，像"风"一样吹过去了，所以叫"痛风"。为什么会痛风呢？是由于尿酸在人体血液中含量过高，在软组织如关节膜或肌腱里形成针状结晶，导致身体免疫系统过度反应而造成痛苦的炎症。急性痛风时，发作部位出现红、肿、热、剧烈疼痛，一般多在午夜发作，可使人从睡眠中惊醒。痛风初期，发作多见于下肢的关节。一般发作部位为大拇指关节、踝关节、膝关节等，长期痛风病人可见手指其他关节病变。

痛风以40岁以上男性多发，女性一般在绝经后常见，因为雌激素对尿酸的形成有抑制作用，因此女性在更年期后会增加发作概率。

高尿酸血症与痛风的发生无直接关系，只是高尿酸的人发生痛风的可能性更高，一些高尿酸血症病人一生都不会引发痛风，而一些人在发现高尿酸血症1周或者1个月之内会发生第一次痛风。第一次痛风后一般会有1~2年的间歇期，也可能有10年间歇期，期间需积极治疗，预防痛风石的形成。

高嘌呤的饮食是诱发痛风的重要原因，因此，痛风的饮食治疗目的是通过限制嘌呤饮食，降低血清尿酸水平并增加尿酸的排出，防止痛风的急性发作。

饮食注意"三低一高"

痛风病人饮食应遵循"三低一高"的原则：1.低嘌呤或无嘌呤饮食，可使血尿酸生成减少。2.低热量摄入以消除超重或肥胖。3.低盐饮食。4.多饮水，每天尿量应达到2000毫升以上，有利尿酸排泄，防止尿酸盐在肾脏沉积。

在急性发作期，禁用含嘌呤高的食物，应严格控制在150毫克嘌呤/克食物以下，应选用基本不含嘌呤或含嘌呤很少的食物。在痛风缓解期，可食用含少量嘌呤的食物。

如果能接受素食，改吃素食大多可以降低血液尿酸含量；而用植物性蛋白来取代部分动物性蛋白摄取，也是有帮助的；传统上被认为是高嘌呤的植物性食品，其实会降低痛风发病概率。只是仍然要避免高精制糖、高盐、过高蛋白、高热量、高饱和脂肪饮食，并且尽可能地避免食用含反式脂肪的食物。

心血管病患者饮食生活禁忌

目前，心脑血管疾病已成为危害我国国民健康的第一杀手，它包括冠心病、动脉硬化、心肌梗死、脑出血、脑梗死等。统计显示，目前我国心脑血管疾病病人已超过 2.7 亿人，每年新发脑卒中 200 万例，心肌梗死 500 万例，也就是说，每 10 个成年人中就有 2 个患心血管病。我国每年死于心脑血管疾病的病人近 300 万人，占我国每年总死亡人数的 51%。也就是说，每 10.5 秒就有 1 人因心脑血管疾病死亡。

低脂膳食，养护血管

老年人要少食多餐，不应暴饮暴食，平时饮食以清淡素食为主，宜食低脂肪、低胆固醇（胆固醇的摄入量应该控制在每天 300 毫克以下）、高蛋白（适当增加植物蛋白）的食物，如鱼、瘦肉、兔肉、豆类及豆制品等，豆制品含有谷固醇，可以抑制小肠吸收胆固醇；少吃或不吃动物脂肪和胆固醇含量高的食物，如肥肉、动物内脏、蛋黄、鱼子；辛辣食物也应少吃或不吃，烧菜宜选用植物油，如花生油、菜籽油、豆油；可以选食一些有降脂作用的食物，如海带、海参、葵花子、芝麻。还要限制食盐的摄入量，每天食盐的摄入量应控制在 2~5 克，烧菜宜偏淡，对酱菜、榨菜、咸菜、皮蛋等含钠盐高的食物也应少食；钾可以对抗钠所引起的升压和血管损伤，所以可以多食用含钾高的食物和水果，如冬菇、竹笋、花生、香蕉、柚子等。维生素有促进脂肪代谢的作用，特别是维生素 C 能降低胆固醇，故宜多食用含维生素多的新鲜蔬菜和水果，如豆芽、芹菜、萝卜、胡萝卜、柑橘等。

除了饮食上注意，还要彻底戒烟。研究证实：每天吸 1~14 支烟的人，死于冠心病的危险性比不吸烟者高 67%；每天吸 25 支烟以上的人，则死亡危险性高出不吸烟者3倍。但是，戒烟以后，这种危险性可以逐渐降低。虽然少量饮酒可以减少冠心病突发的概率，但是，酗酒的危险性极大，冠心病病人应戒之。

巧防冠心病，注意"三少三多"

冠心病是威胁中老年人健康的最常见疾病，在中老年人中，发病率极高。除了药物治疗外，冠心病人的饮食和生活习惯甚要注意。日常饮食中做到三少和三多，可以很好地预防和控制冠心病的发生。

三少

少食。就是限制进食的数量和种类。心脏病病人多半体重超标，因此可有意识地控制每天的热量摄取，减轻体重，建议每次进食不宜过饱，以免加重胃肠负担，引发心脏病。此外还应少食辛辣刺激性食物及过凉、过热的食物，以减轻对胃肠的刺激。

少脂。就是尽量少食高脂肪和高胆固醇食物，如油类、肥肉、动物内脏等。过多的脂肪可以造成肥胖、高血脂，长期高血脂是引起动脉硬化的主要因素，因此，要控制脂肪的摄入量。胆固醇含量多少直接影响人体健康，过高会导致冠心病、脂肪肝、高脂血症等疾病，应适当加以控制。在饮食方面，应少吃肥肉、奶油、黄油等高脂肪食物，少吃动物肝脏、鱼子等含胆固醇高的食物；应多选用豆类食品，因黄豆中含有卵磷脂及无机盐，对防治冠心病十分有利。

少盐。吃盐过多，会导致水钠潴留，增加血容量，加重心脏负担，对预防心脏病不利，因此每天食盐量最好不要超过6克。

三多

多补充膳食纤维素。膳食纤维素是一种不能被人体消化、吸收的物质，但它能促进胆酸从粪便中排出，减少胆固醇在体内生成，有利于冠心病的防治。纤维素主要存在于菜中，以竹笋、霉干菜、芹菜、韭菜为代表，粮食作物中以黄豆、燕麦含量较多。国内认为，每天纤维素应摄入15~30克，才能满足身体需要。据国外报道，如每天摄入26克纤维素，就可降低女性患心脏病的危险，同时心肌梗死的危险也相对降低。

多补充维生素。丰富的维生素有助于心脏健康。如维生素C能改善冠状动脉的血液循环，保护血管内皮细胞的完整性，还能促进胆固醇生成胆酸，从而降低血中有害的胆固醇；维生素 E 具有很强的抗氧化作用，能阻止不饱和脂肪酸发生过氧化，保护心肌，预防血栓；维生素 PP（即尼克酸、烟酸）能扩张末梢血管，防止血栓形成，还能降低血中胆固醇含量。绿叶蔬菜中富含维生素 C；肉类、谷物、花生、酵母中富含维生素 PP；油脂、豆类、蔬菜中富含维生素 E。

多补充微量元素。微量元素数量不多，但作用很大。硒能保护心脏，防止病毒感染，是心脏的守护神。铬能强化胰岛细胞；预防糖尿病，还能抑制胆固醇吸收，从而减缓或阻止冠心病的发生、发展。此外，钙、镁、钾、碘等矿物元素也对保护心脏有益。

低盐饮食有效预防中风

我国是中风高发的国家，据统计，全国每年有 200~250 万新发脑血管病病人，其中 11% 是中青年人，年龄最小的一例仅 23 岁，而且还有继续年轻化的趋势。脑卒中发病率高、致残率高，是人类三大致死性疾病之一。脑卒中一年四季均可发生，但与季节气候变化有关。入冬骤然变冷，寒邪入侵，可影响血脉循行，易诱发脑卒中。

脑血管病的发病因素很多，可分为两大类：一类是能改变的危险因素，另一类是不能改变的危险因素。

能够改变的危险因素是高血压、吸烟、糖尿病、高血脂、嗜酒和药物滥用、肥胖、久坐不动的生活习惯。只要认真对待就能防患于未然。当然，有些心脑血管病的致命因素是不能或不容易控制的，如年龄、性别、种族、地理环境、遗传等因素。

低盐饮食有效预防中风

低蛋白高盐饮食是诱发脑中风的因素之一，因此不要刻意限制蛋白质的供给量，平均每天摄入量应保持为 70~80 克。动物蛋白质与植物蛋白（大豆蛋白）应各占 1/2。动物蛋白以鱼虾、禽类、蛋、奶中为多，植物蛋白则以大豆、花生、芝麻中含量最丰富。动物蛋白质过高，不但增加肝、肾器官的负担，同时可加重动脉硬化，因此食用应适量；植物蛋白中不含胆固醇，而且还有许多特殊的植物化学物质，它的蛋白质能保持血管柔韧，减少钠盐的排出，可预防高血压。另外，大豆制品合有丰富的离子，可促进钠的排出，钾钠平衡是维持血压的关键因素之一，因此每天要保证食用 100~200 克的豆制品。

健脑黄花菜，怎么吃有学问

不要生吃黄花菜

黄花菜含磷丰富；并含有维生素 E 等延缓衰老成分，具有较佳的健脑抗衰功能，有"健脑菜"之称，常吃黄花菜能增强和改善大脑功能，还能够除脑内的沉积物。黄花菜含有丰富的花粉、蛋白质、维生素、胡萝卜素等人体必需的养分，所含的胡萝卜素超过西红柿的几倍。黄花菜还能止血、消炎、清热、明目、安神，如果你平时有失眠的症状，睡前吃一些黄花菜，能促进睡眠。

中医研究表明，黄花菜还有轻度的消炎解毒功效及抗菌免疫功能，但是黄花菜属于湿热的食物，胃肠不适的人最好少吃；如果是哮喘患者，最好不要吃黄花菜，以免加重病情。

另外，新鲜黄花菜中含有秋水仙碱，可造成胃肠道中毒症状，故不能生食，须加工晒干，吃之前先用开水焯一下，再用凉水浸泡 2 小时以上；烹煮时火力要大，彻底加热，每次食量不宜过多。

高血脂怎么吃才好

首先，应限制吃高脂肪食品。高血脂病人应严格控制饮食，选择胆固醇含量低的食品，如蔬菜、豆制品、瘦肉、海蜇等，尤其是多吃含纤维素多的蔬菜，可以减少肠内胆固醇的吸收。

其次，应限制甜食。糖可在肝脏中转化为内源性三酸甘油酯，使血浆中三酸甘油酯的浓度增高，所以应限制甜食的摄入。

高血脂病人还必须戒酒。酗酒或长期饮酒，可以刺激肝脏合成更多的内源性三酸甘油酯，使血液中低密度脂蛋白的浓度增高引起高脂血症，因此，还是不饮酒为好。

还要注意适当减轻体重。体重超过正常标准的人，应在医生指导下减轻体重，最好以每月减 1~2 千克为宜。减体重时的饮食原则是低脂肪、低糖、足够的蛋白质。

治高血压这样吃

高血压病人的饮食，应减少钠盐、减少膳食脂肪并补充适量优质蛋白，注意补充钙和钾，多吃蔬菜和水果，戒烟戒酒，科学饮水。

饮食宜清淡

提倡素食为主，素食方式可使高血压病人血压降低。因此，高血压病人饮食宜清淡，宜高维生素、高纤维素、高钙、低脂肪、低胆固醇饮食。提倡多吃粗粮、杂粮、新鲜蔬菜、水果、豆制品、瘦肉、鱼、鸡等食物，提倡植物油，少吃猪油、油腻食品及白砂糖、辛辣食物、浓茶、咖啡等。

降低食盐量

吃钠盐过多是高血压的致病因素，而控制钠盐摄入量有利于降低和稳定血压。临床试验表明，高血压病人每天食盐量由原来的 10.5 克降低到 4.7~5.8 克，可使收缩压平均降低 4~6 毫米汞柱。

戒烟限酒

烟、酒是高血压病的危险因素，嗜烟、嗜酒有增加高血压并发心、脑血管病的可能；酒还能降低病人对抗高血压药物的反应性。因此，高血压病人应戒烟限酒。

饮食有节

做到一日三餐定时定量，不可过饥过饱，不暴饮暴食。

科学饮水

水的硬度与高血压的发生有密切的联系。研究证明，硬水中含有较多钙、镁离子，它们是参与血管平滑肌细胞舒缩功能的重要调节物质，如果缺乏，易使血管发生痉挛，最终导致血压升高。因此高血压病人要尽量饮用硬水，如泉水、深井水、天然矿泉水等。

充足的钙和维生素 C

维生素、矿物质和纤维素在防治高血压及其并发症方面均有重要作用。因此，应注意营养平衡，特别要保证微量营养素的摄入。

含钙特别丰富的食物有牛奶、黄豆及其制品。新鲜蔬菜和水果普遍含有较多的维生素 C。在菜花、青椒、大枣、猕猴桃等蔬菜和水果中，维生素 C 含量尤其高。

吃降压食物，一是要注意一定要长期坚持才能发挥作用；二是要根据每个人的不同情况、体质来选择，最好咨询一下医生，确定属于自己的食疗原则。

防控糖尿病，把好入口关

糖尿病的"糖"≠甜食

医学上的"糖"和老百姓所说的"糖"不一样。医学上的"糖"是指糖类，包括多糖（如淀粉类）、单糖（葡萄糖、果糖）和双糖（蔗糖）等。而老百姓平时说的"糖"，是指甜的东西，包括单糖和双糖。但实际上我们所吃的米饭、面食、地瓜等淀粉类食物也含糖。实际上，糖尿病与这些食物吃多少有关系，而不是与糖分吃多少有关系，另外，跟吃多少的主食量，饮食过多有密切关系。

随着生活水平的日益提高，人们的饮食结构也在发生变化，对糖果、白糖、红糖、冰糖等单糖和双糖的摄入量都增加了，总热量摄入增加，脂肪比例也增加了，体力活动却越来越少，肥胖的人因此也多了。人们大量摄取单糖、双糖，就可能促使肥胖率增高，从而使糖尿病病人增多。

糖友饮食注意"三多三少"

如何通过健康饮食来预防糖尿病？可以从"三多三少"入手：防止总热量摄入过高，防止脂肪比例过高，防止膳食纤维比例过低；增加鱼类的摄入，增加谷物特别是粗粮的摄入，增加高纤维食物的摄入，最终达到降低膳食热量密度的目的。

进餐顺序有讲究

要控制血糖，食物的选择固然重要，但正确的进餐顺序同样不能忽视。

糖友进食最好先吃蔬菜。蔬菜粗纤维含量较多，先吃蔬菜可以增加饱腹感，有助于减少后面主食的摄入。

吃主食要少稀多干。主食主要是指各种面食、米饭、粥、粉等，看起来貌似差不多，但对糖友来说，吃什么样的主食差别还是很大的。可多吃一些含膳食纤维的主食，如小米、窝头等，这些粗粮在胃里消化的时间长，所以升糖指数较低，对血糖的影响也较慢，可以有效抑制餐后血糖升高。

吃完主食再吃肉。很多糖友认为肉类含脂肪较多，因此不吃肉。其实不尽然，肉类可放在主食后食用，尽量选择瘦肉或鱼肉。在吃了一定量的主食后，摄入的肉类自然就会相应减少。另外，鱼肉也应采用较为清淡的烹调方法，如清蒸、水煮等，避免油炸。

最后喝汤。因为先喝汤的话，很快就会有饱腹感，但不久又会感到饥饿，只能再吃些别的食物充饥，这样不利于糖友控制血糖。

糖尿病后备军，怎么吃

除了糖尿病病人，还有一群人正在缓缓地朝着糖尿病前进，他们就是糖耐量异常人群，他们是糖尿病的强大后备军。餐后 2 小时血糖超过正常的 7.8 毫摩尔／升，但仍未达到 11.1 毫摩尔／升的糖尿病诊断标准（或空腹血糖升高，但未达到糖尿病的诊断标准，即空腹血糖在 6.2~7.0 之间）称糖耐量异常（或空腹葡萄糖受损）。这种情况可以说是一种正常人向糖尿病病人的过渡状态，这部分人虽然现在还不会得糖尿病，但是将来发生 2 型糖尿病的危险性非常高。

而预防糖尿病的关键之一就在于预防这一人群发展为糖尿病病人。因此，有高血压、高血脂、冠心病史，肥胖，吸烟，年龄在 50 岁以上的人群，应定期监测血糖。一旦发现糖耐量异常，应及时采取干预措施，将健康饮食、合理运动和药物干预结合起来。

饮食同样要选择低 Gl 食物

由于食物中糖类的供能比与糖尿病发病率关系密切，糖尿病病人及高危人群应在保证每天摄入总热量不超标的前提下，合理分配糖类、脂肪和蛋白质三大营养素的比例，每天摄取的糖类应占总热量的 55%~60%。

养成低升糖指数的饮食习惯，不仅适用于糖尿病人群，也适用于糖耐量减低的人群，甚至对健康人也有意义。因为低升糖指数饮食，在降低低密度脂蛋白及胆固醇的同时，还可防止动脉硬化、高血压以及结肠癌等。

低血糖，怎么吃

对于高血糖的危害，糖尿病病人知之甚多，都明白严格控制血糖浓度的重要性，甚至还有人认为应该把血糖控制得越低越好。但事实上，血糖过低的危害不亚于高血糖。糖尿病性低血糖容易出现出汗、手抖、心慌、饥饿感等症状，还会导致病人情绪突变、思维迟钝、行为怪异。

糖尿病性"低血糖"知多少？

对于非糖尿病病人来说，空腹血糖浓度低于 2.8 毫摩尔／升可诊断为低血糖；而糖尿病病人血糖浓度低于 3.9 毫摩尔／升，称为低血糖。引起低血糖的原因有很多，包括过度控制饮食，过度运动，降糖药物应用不当，大量饮酒等。

低血糖主要表现为两大类症状：一是交感神经系统兴奋症状，包括出汗、手抖、心慌、饥饿感、烦躁等。二是大脑缺糖引起的症状，轻者表现为注意力不集中、言语不清、思维迟钝、行走不稳，部分病人可表现为烦躁易怒、行为怪异，严重的低血糖可导致神志不清，甚至昏迷死亡。

定时加餐有讲究

加餐要确保血糖控制在正常范围以内，并保持稳定。加餐要注意以下几个原则：

坚持量控制的原则，在维持原采热量不变的基础上增加餐次，也就是"加餐不加量"。如把早餐分为 4 等份，早餐吃掉 3 份，留 1 份上午 10 点做加餐。

时间最好固定。最好在进餐 3 个小时以后加，如上午 10 点、下午 4 点、晚上 10 点。因为 2 型糖尿病有胰岛素分泌滞后的问题，在进餐 3 个小时以后血糖会加速下降，易造成下一餐前低血糖，选择这个点加餐，既避免加餐引起高血糖，又预防了餐前的低血糖。如体力劳动增加，加餐也可提前，至于 1 天需加餐几次，可根据病情灵活决定。

加餐食物的选择。选择低升糖指数、低脂肪、高膳食纤维的健康零食，建议从"膳食宝塔"的最底层——谷物开始，如全麦面包、燕麦片等，每次不超过 25 克；选择低升糖指数的水果和坚果，但要掌握少量的原则。蔬果类是非常适合糖友加餐的食物。蔬菜可以选西红柿、瓜菜类（黄瓜、苦瓜等），每次可摄入约 250 克。水果要选对血糖波动影响小的，如柚子、樱桃、苹果等；对血糖波动影响大的不建议多吃，如红枣、果脯、水果罐头等。坚果类可以选择杏仁、核桃、花生等，但额外摄入的同时要减少烹调用油的量，如果吃了约 15 克的干果，就要相应地减少 10 克烹饪用油。

不同时段选不同食物。上午和下午的加餐可随意一些，如无糖饼干、无糖面包、豆腐干、水果、坚果。肥胖的 II 型糖尿病病人，夜间加餐只能吃黄瓜、西红柿、豆浆等低热量食物。消瘦的糖尿病病人，夜间的加餐则应品种丰富一些，除少量主食外，最好搭配一些动物蛋白丰富的食物，如鸡蛋、瘦肉、鱼虾等。

"收支平衡"防治脂肪肝

脂肪肝是指由于各种原因引起的肝细胞内脂肪堆积过多的病变。脂肪性肝病正严重威胁国人的健康，成为仅次于病毒性肝炎的第二大肝病，已被公认为隐蔽性肝硬化的常见原因。

患脂肪肝的人大多以肥胖者为主，主要是因为人体摄入脂肪过多。体内的脂肪组织就像是一个储存脂肪的"仓库"，有一定的容量。若体内合成的脂肪太多了，超过了"仓库"的储存能力，脂肪细胞就会到处"跑"，如果"跑"到肝脏里，就会导致脂肪肝。

如何在饮食上预防脂肪肝呢，要做到"收支平衡"。

科学饮食，适量运动，保持"收支平衡"，是日常生活中避免内脏油脂堆积的最基本方法。饮食上，要注意以下几点：

合理控制热量的摄入量。糖类、蛋白质和脂肪为食物中的能量来源，其需要量要根据病人的年龄、性别、体重和劳动强度而定。

增加蛋白质的供给量。蛋白质膳食可以避免体内蛋白质的消耗，有利于肝细胞的修复与再生，另外，蛋白质中的许多氨基酸都有抗脂肪肝的作用。高蛋白提供胆碱、氨基酸等抗脂肪因子，使肝内脂肪结合成脂蛋白，有利于将其顺利运出肝脏，防止肝内脂肪堆积

适量糖类饮食，限制单糖和双糖的摄入。食入过量的糖，可增加胰岛素分泌，促进糖转化为脂肪，轻易诱发肥胖、脂肪肝、高脂血症等。脂肪肝病人应摄入低糖饮食，禁含单糖和双糖的食品，如白砂糖、糖果、甜食以及各种饮料和冷饮等。

限制脂肪摄入。脂肪中的必需脂肪酸参与磷脂的合成，能使脂肪从肝脏中顺利地运出，对预防脂肪肝有利。但要注意，过高的脂肪摄入可使热能增高，不利于改善病情。

补充维生素。患肝病时肝脏储存维生素能力降低，如不及时补充，就会引起体内维生素缺乏。脂肪肝病人应多食用各种富含维生素的食物，特别是维生素 B、维生素 E 以及胡萝卜素等，许多新鲜蔬果、菌藻类都是比较好的食物来源。

补充微量元素硒。硒与维生素 E 合用，有调节血脂代谢，阻止脂肪肝形成及提高机体氧化能力的作用，对高脂血症也有一定的防治作用。

增加膳食纤维的摄入量，以促进肠道蠕动，有利于排便。

肝硬化病人饮食原则

我国每年新增肝硬化人口大约有几百万，全国约有 1/12 的人患有肝病，肝硬化是其中最为常见的。肝脏对我们的身体具有代谢、排毒和免疫的作用，所以保护好肝脏很重要。

肝硬化早期是很难察觉的，主要表现为食欲下降，经常出现呕吐、拉肚子、食欲差、脸色发黄等症状。

肝硬化是由不同原因引起的肝脏实质性变性而逐渐发展的一个严重后果，应积极治疗，防止肝硬化进一步恶化。

肝硬化病人在日常生活中需格外注意饮食，具体的饮食原则为：

酒，要戒

只要有肝脏疾病，不管是肝炎、脂肪肝，还是肝硬化、肝癌，首先必须远离的就是酒，因为酒精主要靠肝脏代谢，而当肝细胞已经受损，肝脏对酒精的代谢能力就极低，喝酒容易使肝病恶化。

油腻、油炸、腌制的食物少吃

肝硬化病人胆汁排出量不足，影响脂肪类食物及脂溶性维生素的吸收，所以消化能力较差。因此油腻、油炸、发酵的食物及腌制品如香肠、腊肉等最好少吃为妙。

饮食以易消化的富含蛋白质食品、维生素的食物为主。肝硬化病人的饮食应低脂肪、高蛋白、高维生素和易于消化，做到定时、定量、有节制。患病早期可多吃豆制品、水果、新鲜蔬菜，适当进食糖类、鸡蛋、鱼类、瘦肉；当肝功能明显减退并有肝昏迷先兆时，应对蛋白质摄入适当控制，提倡低盐饮食或忌盐饮食，食盐每天摄入量不超过 1~1.5 克，饮水量在 2000 毫升内；严重腹水时，食盐摄入量应控制在 500 毫克以内，水摄入量在 1000 毫升以内。肝硬化病人应忌辛辣刺激和坚硬生冷食物，不宜进食过热食物，以防并发肝出血。

食物宜柔软，不宜粗糙

应避免食用带刺带骨以及芹菜、韭菜、老白菜、黄豆芽等含粗糙纤维的食物，更不能食用硬、脆的干食品，以防止刺伤食管造成血管破裂出血。伴有食管静脉曲张者宜给流质饮食，如菜泥、肉末、烂饭等，上消化道出血时应禁食。

少食多餐

肝硬化病人的消化能力降低，每次进食不宜过量，以免加重肝脏负担。要少食多餐，尤其是在出现腹水时，更要注意减少进食量，以免造成饱胀不适感。如伴便秘者，可多食麻油、蜂蜜、芝麻、香蕉以保持大便通畅，减少氨的积聚，防止肝性脑病。

矿物质的摄入

矿物质除了作为身体的组成成分发挥作用以外，还与激素、酶一起参与代谢活动，对生命活动起着非常重要的作用。肝硬化病人容易缺乏的矿物质有钙和铁，需注意不要过量摄取的矿物质是钠。为避免摄取钠过量，应对食盐量进行调节。

肝硬化吃什么食物好

肝硬化病人总的饮食原则可归纳为：营养全面丰富且均衡化、多样化、选择化、可口化、规律化、量化，保证优质蛋白、多元维生素、微量元素及矿物质的摄取，以及时满足机体所需，这对肝脏免疫力及肝硬化病情的好转都是极为有益的。那么具体有哪些食物对防治肝硬化有好处呢？

豆制品：属于高蛋白低脂肪的食物，肝硬化病人适宜多吃些大豆及豆制品，它们不仅含有丰富的蛋白质、钙、铁、磷、维生素 B_1、维生素 B_2 等营养成分，而且有助于促进肝细胞的修复与再生。

海产品类：含有丰富的对肝脏有利的卵磷脂、促进肝细胞修复的优质蛋白及营养成分，还含有丰富的矿物质及微量元素，因此，肝硬化病人适量食用海鱼、海鲜、牡蛎、螃蟹等海产品，对肝硬化病情的好转是有益的。

奶类：肝硬化病人适宜饮用脱脂牛奶及酸奶，尤其是酸奶，含有乳酸杆菌，对肠道里的腐败菌有抑制和杀灭作用，经常饮用可以使肠道呈现酸性环境，进而减少对氨的吸收以及肠道细菌对蛋白质的分解作用，这对肝脏的保护及肝性脑病的预防都是很有益的。

菌类蔬菜：蘑菇、香菇、黑木耳、金针菇、银耳等含蛋白质、多糖、多种维生素、硒元素、无机盐等多种营养成分，肝硬化病人经常适量食用可提高机体免疫力及抵抗力。

菜：富含叶绿素及多种营养成分，可维持机体酸碱平衡，具有防癌、舒缓压力、调节肝胆功能等功效；还可促进机体新陈代谢，促进肝脏及时排出废物和毒素，对肝硬化病人的好转是有帮助的。

胆结石、胆囊炎，怎么吃

人们饮食习惯的改变，如饮食西化、快餐、烧烤、高脂高热量高胆固醇饮食等，使胆囊炎、胆石症的发病率逐年上升。一般情况下，大多数的胆囊炎都与胆石症密切相关，它们犹如一对孪生兄弟，常常同时并存。

胆囊炎、胆石症，一对难兄难弟

胆囊炎：是指发生于胆囊部位的急性和慢性炎症，多合并胆囊结石，胆管结石。

急性发作时，通常会发热、右上腹疼痛和压痛，伴恶心呕吐，开始呈持续疼痛，逐渐加重至难以忍受，疼痛常涉及右背、肩部，病人常坐卧不宁，弯腰打滚，出冷汗，严重者还可以并发胰腺炎。剧痛或绞痛多见于结石梗阻，多发生于饱餐后，特别是进食高脂食物后和夜间，如果结石松动滑脱，梗阻解除，疼痛可立即减轻或消失。

慢性胆囊炎更为常见，开始发病症状较轻，疼痛也不厉害，只是右上腹或上腹部（近心口窝处）胀痛或有闷胀感，伴打嗝，反酸、食欲不振、腹胀等，常常被误认为"胃病"，不少病人长期以"胃病"诊治，疗效欠佳。

胆石症：是指发生于胆道、胆囊内的结石以及由此所引起的急慢性胆囊炎。据资料统计，约70%以上胆囊炎存在胆石症。按照结石的部位大致可分为胆囊结石、肝胆管结石（包括肝内胆管结石）和胆总管结石。发病时其临床症状同急、慢性胆囊炎。

过荤过素都不利于胆囊健康

不合理的饮食结构，给胆囊带来很大负担，要想解决这一问题，还是要从培养良好的饮食习惯入手。

低脂肪、低胆固醇饮食。平常一般宜进食低脂肪、低胆固醇食物，忌油炸、辛辣（酒）、烧烤、高脂肪（肥肉等）饮食，这样可以防止因胆汁大量分泌和胆囊的急剧收缩而引起慢性胆囊炎急性发作，同时也可以预防胆固醇过高形成结石。蛋黄、鱼籽、动物脑髓、肝、腰，肥肉等含胆固醇高的食物，要少吃。

长期素食也会导致胆结石症。有人会说既然高脂饮食会导致胆石形成，那我就少进食或者不吃胆固醇类食物。殊不知，长期低脂饮食同样有害。

人体对植物蛋白利用率低，对动物蛋白利用率高，脂肪类食物可刺激人体产生胆囊收缩素，若长期不吃荤食，血液中胆囊收缩素的水平较低，胆囊不能及时收缩，致使胆汁长期淤积，最直接的后果就是引发结石的形成。习惯吃素的中老年人，需要特别注意。

进食富含优质蛋白质及糖类的食物，以保证身体对热量的需要，这样有促进肝糖原的形成和保护肝脏的作用。

多吃富含维生素 A 的食物，如西红柿、胡萝卜、玉米、鱼肝油等以保持胆囊上皮组织的健全，因上皮细胞的脱落，能助长胆石形成。胡萝卜有利胆作用，能帮助脂肪的消化吸收，宜常吃。

早餐要吃好。饮食习惯不合理、长期不吃早餐者易患胆石症。因为不吃早餐，空腹时间长，胆汁分泌减少，胆汁成分发生变化，胆固醇呈饱和状态，易在胆囊中沉积，久之，便可形成胆囊结石。

一份合理的早餐首先应包括豆类或奶制品，如牛奶、豆浆；再加上一份糖类，即主食，如馒头、包子等；还要有新鲜的蔬果、适量的油脂。早餐不宜太油，应吃得清淡些；也不要以方便面当早餐，这样可能会缺少蛋白质、脂肪、维生素和矿物质。晨练者不要空着肚子去锻炼，可在出门前喝杯热糖水或温热的蜂蜜水，这对晨练者非常重要。

少食用含纤维素多的食物，避免因肠蠕动而增加胆囊疼痛，可选择少渣食品或半流质饮食。

多饮水。每天喝 1500~2000 毫升的水，以稀释胆汁。

各种酒类和刺激性食品，或味道浓烈的调味品，可促进胆囊素的产生，增强胆囊的收缩，使胆道口括约肌不能及时松弛，流出胆汁，有可能引胆石症、胆囊炎的急性发作，均应禁食。

肾病综合征，怎么吃

患肾病综合征时，由于血液中的蛋白大量从尿液中流失，其中就包括构成我们免疫防线的重要成分，如免疫球蛋白、补体等；同时体内白细胞功能下降，锌等微量元素丢失，所有这些都严重削弱了机体对外界致病因子的抵御能力。

对肾病综合征病人而言，每天摄入蛋白质的量应根据尿中的丢失多少来确定，以优质高蛋白饮食如肉、蛋、奶、鱼类为好。豆腐也含有丰富的蛋白质，营养价值很高。不过对肾病综合征病人来说，豆腐并不宜过多食用。

多吃豆腐容易加重肾负担

豆腐及豆腐制品的蛋白质含量比大豆高，而且豆腐蛋白属完全蛋白，不仅含有人体必需的 8 种氨基酸，而且其比例也接近人体需要，营养价值较高。豆腐还含有脂肪、糖类、维生素和矿物质等。中医理论认为，豆腐味甘性凉，入脾、胃、大肠经，具有益气和中、生津润燥、清热解毒的功效，可用于治疗赤眼、消渴，可解硫黄、烧酒毒等。可豆腐虽好，多吃也有弊，过量也会危害健康。

豆腐易引起消化不良。豆腐中含有极为丰富的蛋白质，一次食用过多不仅阻碍人体对铁的吸收，而且容易引起蛋白质消化不良，出现腹泻、腹胀等不适症状。

过量食用豆腐还容易引起肾功能障碍。在正常情况下，人吃进体内的植物蛋白经过代谢的变化，最后转变为含氮废物，由肾脏排出体外。可见，豆腐虽好，也不宜天天吃，一次食用也不要过量，老年人和肾病、缺铁性贫血、痛风病、动脉硬化病人更要控制食用量。中医认为，豆腐性偏寒，胃寒者和易腹泻、腹胀、脾虚者以及常出现遗精的肾亏者也不宜多食豆腐。

限制钠盐摄入，吃优质蛋白

肾病综合征病人常伴有胃肠道黏膜水肿及腹水，影响对营养的消化吸收，因此，宜进易消化、清淡、半流质饮食。肾病致尿蛋白大量丢失，体内处于营养不良状态。目前主张优质蛋白饮食，每天每千克体重0.8~1克。此类病人几乎都有高脂血症，应限制动物脂肪的摄入，饮食供给丰富的多不饱和脂肪酸（如鱼油）及植物油（豆油、菜籽油、香油）。高度水肿者限制钠盐摄入，每天摄入盐量小于3克，适当补充微量元素。

主要有以下几点饮食原则：

钠盐摄入：水肿时应进低盐饮食，以免加重水肿，一般以每天食盐量不超过2克为宜，禁用腌制品，少用味精及食碱，浮肿消退、血浆蛋白接近正常时，可恢复普通饮食。

蛋白质摄入：肾病综合征时，大量血浆蛋白从尿中排出，人体蛋白降低而处于蛋白质营养不良状态，低蛋白血症使水肿顽固难消，机体抵抗力也随之下降。因此，在无肾衰竭时，其早期应给予较高的高质量蛋白质饮食，每天每千克体重0.8~1克，如鱼和肉类等。这样有助于缓解低蛋白血症及随之引起的一些合并症。当尿蛋白转阴，血浆白蛋白正常后即转入低优质蛋白饮食。

脂肪摄入：肾病综合征病人常有高脂血症，可引起动脉硬化及肾小球损伤、硬化等，因此应限制动物内脏、肥肉、某些海产品等富含胆固醇及脂肪的食物摄入量。

微量元素的补充：由于肾病综合征病人肾小球基底膜的通透性增加，尿中除丢失大量蛋白质外，还同时丢失与蛋白结合的某些微量元素，致使人体钙、镁、锌、铁等元素缺乏，应给予适当补充，一般可进食维生素及微量元素丰富的蔬菜、水果、杂粮、海产品等。

肾炎病人饮食原则

对于慢性肾炎病人来说，饮食治疗是十分重要的，因为暴食会增加肾脏的负担，长期的高蛋白饮食会促进肾小球硬化，因此要限制高蛋白食品的进食量。对于肾炎症状较严重者，应该适当减少食盐量，但完全戒盐却没有必要。

肾炎不一定要戒盐

盐即氯化钠。氯和钠都是血液中不可缺少的电解质，人体是不可以没有它们的。但是，吃盐过多不行，会引起多种病症，也会加重心脏的负担。患了肾炎，每天所吃的食物中放盐少许，以适合口味为度，不可多吃盐腌的食物，如咸菜、咸鱼等。如果患了急性肾炎或发生尿量减少、水肿、高血压等情况，便应减少食盐量，饮食宜偏淡，严重者才需戒盐。

肾炎切忌暴饮暴食

各项研究已证实，对肾炎病人来说，暴饮暴食会增加肾脏的负担，加速肾脏的破坏，故强调蛋白质的进食量要加以限制，视肾功能下降的程度而设计合理的进食量。如果肾功能正常，膳食中的蛋白质是不必严格限制的。我国居民每天蛋白质摄入量为40~60克，大致符合每人每天每千克体重供给1克蛋白质的标准；如果尿蛋白多些，也可增加至每天每千克体重1.2~1.5克蛋白质。一日三餐进食蛋白质40~60克，估计有人会问，我一天两顿饭，已经进食了300克米粮了，何止60克？蛋白质的含量不是以食物的重量来计算的，如每100克米粮，才含蛋白质6.7克；每100克猪瘦肉含16克，每100g鱼含17克；而青菜、瓜类、水果所含蛋白质极少。所以，普通饮食的总蛋白质数量不多，不会造成肾脏的负荷过重。当肾功能受到损害时，才开始限制蛋白的摄入量。

慢性肾炎吃什么好

慢性肾炎病人饮食时要遵循一些原则，急性期应限制水分及钠盐的摄入，以减轻水肿，避免循环充血和高血压脑病的发作，促使身体自然恢复。要求提供易消化、忌盐或低盐、富含维生素的饮食。

以优质蛋白为主。如鸡蛋、瘦肉、牛奶等，应占每天蛋白质摄入量的60%以上，尽可能少食富含植物蛋白的食物（优质低蛋白含量：1个鸡蛋清≈6克蛋白质，50克瘦肉≈10克蛋白质，100克牛奶≈3克蛋白质）。

低盐的饮食为：对于浮肿的病人，其饮水和钠盐摄入应该根据病人浮肿的程度、尿量的多少、每天体重的变化、血清钠离子的含量、血压、心肺功能，由医生具体制订。

低动物脂肪的饮食为：肾病病人提倡用富含多聚不饱和脂肪酸的植物油、鱼油等。

钾的饮食为：进入肾衰竭的阶段，有高钾倾向或存在高钾的病人应予低钾饮食，防止高钾对神经、肌肉系统甚至对心脏造成不良影响，危及生命。

六种食物帮助调理便秘

一般认为，正常人从摄入食物，经消化与吸收到形成粪便排出体外需要24~48小时，若超过48小时即可视为便秘。但因食物成分不同，各人的饮食及排便习惯不同，间隔时间可有很大差异。一般每天1次，起床后或早饭后排便，有人习惯于2~3天排便1次；有人4~5天甚至更长时间排便1次，却不感觉排便困难，排便后有舒适与愉快的感觉。因此，不能只按排便次数多少来确定便秘，应按各人的排便习惯来确定。只要排出通畅，无痛苦，就不能算是便秘。

许多老年人为了缓解便秘，过度依赖泻药，其实服用泻药只能缓解燃眉之急，却不能使肠道恢复排便功能，更可能带来严重的不良反应，并产生依赖。要想使自己远离便秘，便秘患者应考虑以调节饮食、避免劳累、加强运动、养成定时排便的习惯等为主要治疗手段，以帮助恢复排便生理。

6种食物帮助调理便秘

1.卷心菜：性平，味甘，有益脾胃、滑肠道的作用，有利于缓解便秘。卷心菜比大白菜含的粗纤维多且粗糙、质硬，消化功能差的人不宜食用。

2.甘薯叶：甘润滑泄，有通便之功效。取新鲜甘薯叶100克，用水煎服或加油盐炒熟当菜吃，均能通便。

3.芝麻：多油质润，有滑肠通便之功效，还有补虚扶正、延年益寿之效果，故本品特别适合年老体虚便秘者食用。长期服用可预防便秘。

4.菠菜：菠菜有润肠通便之作用，对慢性便秘者有一定的缓解作用。

5.黑木耳：性平，味甘，有补气生血之作用。其性滑利，还有润肠通便之功效。年老、气血不足便秘者，常食木耳大有裨益。

6.燕麦：有滑肠和下行之力，可引起缓泻。

以上是改善便秘的几种食物，便秘发生后常会伴有其他症状。如果没有得到及时的治疗，待这些症状出现就可能会导致严重的后果。希望患者在发现便秘症时及时就医，不要耽误病情。

听音乐可养生治病

音乐可以陶冶情操，也可以养生治病，这在中国由来已久。很早以前，《黄帝内经》就探讨了音乐与人体生理、病理、养生益寿及防病治病的关系。天有五音，人有五脏；天有六律，人有六腑，《黄帝内经》中便记载了"宫、商、角、徵、羽"这5种不同的音阶，并进一步将它落实到五脏，就出现了"脾在音为宫，肺在音为商，肝在音为角，心在音为徵，肾在音为羽"。所以在我国古代就有"以戏代药"的疗法，即用音乐治疗病痛。

就拿那些传统名曲来说，《将军令》《雨打芭蕉》《二泉映月》《渔歌唱晚》《汉宫秋月》《平落雁》等都是任何人喜欢的音乐，这些乐曲听后会产生一种身心安静、舒坦、开阔、安谧的感觉。人们所熟悉的白居易名作《琵琶行》中描写了弹琵琶的女子通过琵琶的弹奏倾吐自己悲戚的往事，听琵琶的人也"江州司马青衫湿"了。弹者和听者双方都吐露出了胸中的陈怨结气，尽情地疏泄了心中的郁闷，有益于身心的健康。

总之，这些民族音乐能让人消除烦忧，消散块垒，心情舒畅。对于身体则有清头目、舒肝膈、健胃、和气血的功效。

音乐可以陶冶一个人的情操，抚慰一个人的灵魂，使人忘记疲劳与烦恼，还能引起情感上的共鸣，达到养生的目的。

第七章 慢病与食疗

耳鸣

耳鸣是指人们在没有受到任何外界刺激条件下所产生的异常声音感觉，常常是耳聋的先兆，因听觉机能紊乱而引起。由耳部病变引起的耳鸣常与耳聋或眩晕同时存在；由其他因素引起的，则可不伴有耳聋或眩晕。

由于耳鸣是发生于听觉系统的一种错觉，所以是一种症状而不是疾病。有些人常感到耳朵里有一些特殊的声音，如嗡嗡、嘶嘶或尖锐的哨声等，但周围却找不到相应的声源。耳鸣使人心烦意乱、坐卧不安，严重者可影响正常的生活和工作。

耳鸣食疗方

可以制作聪耳枕，用荷叶、苦丁茶、菊花、夏枯草、蔓荆子、石菖蒲各等分，制成枕芯，经常使用，有消除耳鸣、增强听力、明目之功效。

青光眼

青光眼是一种发病迅速、危害性大、随时可导致失明的常见疑难眼病，是一种引起视神经损害的疾病。

青光眼食疗方

小麦大枣汤　淮小麦50克，红枣10枚，加水适量共煎汤，每日2次，早晚各1次，睡前食用。

白内障

凡是各种原因如老化、遗传、局部营养障碍、免疫与代谢异常、外伤、中毒、辐射等，都能引起晶状体代谢紊乱，导致晶状体蛋白质变性而发生混浊，称为白内障，此时光线被混浊晶状体阻扰无法投射在视网膜上，导致视物模糊。多见于

40 岁以上患者，且随年龄增长而发病率增多。

单侧或双侧性，两眼发病可有先后，视力进行性减退，由于晶体皮质混浊导致晶状体不同部位屈光力不同，可有眩光感，或单眼复视，近视度数增加，临床上将老年性白内障分为皮质性、核性和囊下三种类型。

白内障食疗方：猪肝 150 克，鲜枸杞叶 100 克，先将猪肝洗净切条，与枸杞叶共同煎煮，饮汤吃肝，每日口服 2 次，可明目清肝，改善视功能。另外，以枸杞子、决明子、菊花、胡萝卜素、叶黄素作为原料制成口服液，常服对眼部效果比较显著，安全，无副作用，真乃绿色健康食品。

咳嗽

咳嗽是人体清除呼吸道内的分泌物或异物的保护性呼吸反射动作，是肺系统疾病的主要症状之一。有声无痰为咳，有痰无声为嗽，因一般多以痰声并见，所以称为咳嗽。

咳嗽虽然有对人体有利的一面，但长期剧烈咳嗽可导致呼吸道出血。病人需要正确区分一般咳嗽和咳嗽变异性哮喘，以免误诊。

咳嗽自疗方
风寒咳嗽可用杏仁 10 克、生姜 3 片、白萝卜 100 克，水煎服。
风热咳嗽可用藕汁、梨汁各半盅合服。痰热咳嗽不妨用新鲜熟木瓜一个，去皮蒸熟，加少量蜜糖吃。

哮喘

哮喘是由多种细胞特别是肥大细胞、嗜酸性粒细胞和 T 淋巴细胞参与的慢性气道炎症。

哮喘相关的症状为咳嗽、喘息、呼吸困难、胸闷、咳痰等。典型的表现为发作性伴有哮鸣音的呼气性呼吸困难，严重者可被迫采取坐位或呈端坐呼吸，干咳或咯大量白色泡沫痰，甚至出现紫绀等。

治疗哮喘，无论是中医还是西医，均提倡预防发作为主，控制发作为辅。西医治疗缓解期的哮喘，主要建议患者进行体育锻炼以增强体质，并配合服用抗过敏、增强体质的药物；避免与过敏物质接触。

中医认为过敏性哮喘是由于本身肺、脾、肾三脏俱虚，造成肺里始终有"一块痰"。这痰很难靠自己身体清除，一旦感受外界邪气刺激，痰就会阻塞气道出现喘憋。

哮喘食疗方

杏仁 10 克去皮，研细，水煎去渣留汁，加粳米 50 克，冰糖适量，加水煮粥，每日两次温热食。能宣肺化痰、止咳定喘，为治咳喘之良药。

慢性支气管炎

慢性支气管炎是由于感染性或非感染性因素引起气管、支气管黏膜及其周围组织的慢性非特异性炎症。其病理特点是支气管腺体增生、黏液分泌增多。

慢性支气管炎的病因极为复杂，迄今尚有许多因素还不够明了。

慢性支气管炎食疗方

百合麦冬粥　鲜百合 30 克，麦门冬 9 克，粳米 50 克。加水煮成粥，食时加适量冰糖。适用于肺肾阴虚者稳定期患者。另外，用罗汉果、百合、胖大海、佛手、木瓜作为原料精制提取口服液，长期服用对肺部效果比较显著，安全，绿色，健康。

慢性胃炎

慢性胃炎是指不同病因引起的各种慢性胃黏膜炎性病变，是一种常见病，其发病率在各种胃病中居首位。

慢性胃炎常有一定程度的萎缩（黏膜丧失功能）和化生，常累及贲门，伴有 G 细胞丧失和胃泌素分泌减少，也可累及胃体，伴有泌酸腺的丧失，导致胃酸、胃蛋白酶和内源性因子的减少。急性胃炎后，胃黏膜病变持久不愈或反复发作，均可形成慢性胃炎。

一些人长期服用对胃黏膜有强烈刺激的饮食及药物，如浓茶、烈酒、辛辣或水杨酸盐类药物，或进食时不充分咀嚼，粗糙食物反复损伤胃黏膜，或过度吸烟，烟草酸直接作用于胃黏膜，也容易导致慢性胃炎。

总之，随着年龄的增长，免疫力在不断下降，胃黏膜退化萎缩，胃分泌功能下降，因此，胃炎也是人体老化的一个象征。

慢性胃炎食疗方

莲子粥　莲子50克，糯米50克，红糖一匙，莲子用开水泡胀，皮去心，倒入锅内，加水，小火先煮半小时备用。再将糯米洗净倒入锅内，加水，旺火10分钟后倒入莲肉及汤，加糖，改用小火炖半小时即可。作早餐或下午当点心吃。有补中燥湿、温脾暖胃、止泻敛汗、安神固精之效。适用于胃寒怕冷，遇冷则泻，睡眠不佳的患者。

习惯性便秘

习惯性便秘是指长期的、慢性功能性便秘，多发于老年人。同时，也有人认为习惯性便秘不仅局限于功能性便秘，也包括结肠性便秘与直肠性便秘。

习惯性便秘主要由生活、饮食、排便习惯的改变以及心理因素等导致，如果不纠正这些起因，治疗效果往往较差。药物治疗只是临时之举，长期依赖泻药只会逐渐加重便秘程度，生活调摄才是根本治疗。

习惯性便秘食疗方

红薯糖水　红薯500克削去外皮切成小块，加清水适量煎煮，待熟透变软后放糖加生姜2片再煮片刻服食。另外，用火麻仁、杏仁、佛手、薏苡仁、低聚果糖作为原料精制提取饮液，长期服用对便秘效果较佳。

痔疮

痔疮是一种常见病，多发病，俗话说"十人九痔"。人体直肠末端黏膜下和肛管皮肤下静脉丛发生扩张和屈曲所形成的柔软静脉团，称为痔，又名痔疮、痔核、痔病、痔疾等。痔疮多见于经常站立者和久坐者。

痔疮包括内痔、外痔、混合痔，是肛门直肠底部及肛门黏膜的静脉丛发生曲张而形成的一个或多个柔软静脉团的一种慢性疾病。通常当排便时持续用力，造成此处静脉内压力反复升高，静脉就会肿大。

痔疮食疗方

黑木耳5克，柿饼30克，将黑木耳泡发，柿饼切块，同时加水煮烂，每日1~2次，有益气滋阴、祛痰止血功效，适用于痔疮出血。

颈椎病

颈椎病又称颈椎综合征，是颈椎骨关节炎、增生性颈椎炎、颈神经根综合征、颈椎间盘脱出症的总称，是一种以退行性病理改变为基础的疾患，主要由于颈椎长期劳损、骨质增生，或椎间盘脱出，韧带增厚，致使颈椎脊髓、神经根或椎动脉受压，出现一系列功能障碍的临床综合征。表现为颈椎间盘退行性病变本身及其继发性的一系列病理改变。

颈椎病的患者轻则常常感到头、颈、肩及臂麻木，重则可导致肢体酸软无力，甚至出现大小便失禁及瘫痪等。颈椎病常见于中老年患者。

颈椎病食疗方

葛根五加粥　葛根、薏米仁、粳米50克，刺五加15克。原料洗净，葛根切碎，刺五加先煎取汁，与余料同放锅中，加水适量，武火煮沸，文火熬成粥，可加冰糖适量。功效：祛风除湿止痛。适应症：风寒湿痹阻型颈椎病，颈项强痛。

肩周炎

肩周炎，中医称之为"漏肩风""冻结肩""五十肩"等，是以肩关节疼痛为主，先呈阵发性酸痛，继之发生运动障碍的一种常见病、多发病，是一种以肩关节疼痛和活动不便为主要症状的常见病症。

在医学上，肩周炎的全称为肩关节周围炎，是肩关节周围肌肉、韧带、肌腱、滑囊、关节囊等软组织损伤、退变而引起的关节囊和关节周围软组织的一种慢性无菌性炎症。它的临床表现为起病缓慢，病程较长，病程一般在 1 年以内，较长者可达到 1~2 年。

肩周炎的好发年龄为 50 岁左右，其中女性的发病率略高于男性，体力劳动者也容易发病，患有肩周炎的患者，会感到有冷气进入肩部，也有患者能感觉到有凉气从肩关节部向外冒出，所以肩周炎被形象地称为"漏肩风"。

肩周炎食疗方

蛇肉汤　乌蛇肉、胡椒、生姜、食盐各适量。炖汤，肉汤同食，每日 2 次。功效：具有补虚、祛风、散寒之效。适用于肩周炎晚期而体虚、风湿阻络者。

风湿病

风湿病是一组以侵犯关节、骨骼、肌肉、血管及有关软组织或结缔组织为主的疾病，其中多数为自身免疫性疾病。发病多较隐蔽而缓慢，病程较长，且大多具有遗传倾向。

风湿病，中医称之为痹病，由于风、寒、湿、热等邪气阻滞经脉，导致关节屈伸不利，筋脉拘急，局部或肿或胀，有时触之发冷觉寒，或潮湿有汗，或干燥皲裂，或者湿热焮红。

风湿病的成因一般是风寒、湿热，另外也还有痰、瘀、燥、毒。最常见的症状有肿胀、疼痛、僵直（拘挛变形）、麻木不仁、屈伸不利、风湿结节、关节畸形。

风湿病药食疗法

百合：润肺清心、养五脏、祛风湿，用于风湿病，清其余邪，扶正安神，调整气血不足，属于平补。可制羹、糕粥、菜肴等膳食。

膝关节炎

膝关节骨性关节炎，又称增生性关节炎、肥大性关节炎、骨退行性关节炎、骨关节病，它是一种以关节软骨退行性改变为核心，累及骨质并包括滑囊、关节囊及关节其他结构的全方位，多层次，不同程度的慢性无菌性炎症。

由于膝关节是人身体较大而复杂的屈曲关节，在承受几乎全部体重的同时还要担负起腿部的各种运动任务，所以膝关节对人来说尤为重要。如果不注意保护膝关节，很容易损伤，恢复不好就会有转为慢性病的趋势。

膝关节炎可为单发性，或双侧性，女性多发，并且往往是体重超标者易发膝关节炎。

一般来说，人在步入中年后，当坐起立行时觉得膝部酸痛不适，走了一会儿症状消失，这是膝关节炎的早期表现。随着疾病的发展，活动并不能缓解疼痛，且上下楼梯或下蹲、坐起、站立都有些困难，需手在膝盖上撑助才行。多走之后膝关节有些肿，或肿得厉害，还可以抽出一些淡黄色液体。由于滑膜与关节囊有病变而增厚，活动时可有响声，如果是关节内有游离体形成，可影响关节活动并不时有"关节绞锁"现象。到最后出现膝关节畸形，如膝关节屈曲挛缩，O 形腿或 X 形腿，甚至拄拐杖才能行走。

膝关节病药食疗方

糯米粉 500 克，莲子 60 克，栗子（鲜）60 克，核桃 60 克，糖桂花 15 克，白砂糖 50 克。首先将胡桃肉、莲子、栗子仁煮熟去皮，压烂成泥为糕粉。然后将糯米粉加沸水调和均匀，将糕粉、糯米细粉与白糖拌匀。最后撒入桂花，放入碗内，上笼蒸 1~2 小时至熟透，取出。

类风湿性关节炎

类风湿性关节炎是一种以关节滑膜炎为特征的慢性全身性自身免疫性疾病。滑膜炎持久反复发作，可导致关节内软骨和骨的破坏，关节功能障碍，甚至残废。这种病又叫类风湿病。作为一种慢性全身性炎症性疾病，类风湿性关节炎以慢性、对称性、多滑膜关节炎和关节外病变为主要临床表现，属于自身免疫炎性疾病。该病常发于手、腕、足等小关节，反复发作，并呈对称分布。早期症状为关节红肿热痛和功能障碍，晚期关节可出现不同程度的僵硬畸形，伴有骨和骨骼肌的萎缩，极易致残。

类风湿性关节炎食疗方

风湿热邪阻痹关节型

（1）薏米仁粥：薏米仁同粳米煮粥常食。

（2）柳枝或西河柳 50~100 克，水煎服，每天 1 次，连服 14 天。

（3）小麦 60 克，茅根、甘草各 30 克，水煎服，每日一剂，连服有效。

腰椎间盘突出

腰椎间盘突出症是腰椎间盘在退行性病变的基础上，受到相应的损伤所引起的。人们在日常生活和劳动中的一些积累性损伤，会使腰椎间盘反复承受挤压、屈曲和扭转等负荷，就可能在腰椎间盘受力最大的部位，即纤维环的后部产生裂缝。

随着承重的反复进行，裂缝逐渐增大，使此处的纤维环变得越来越薄，在此基础上加上外伤，就可能使纤维环破裂，已变性的髓核组织从纤维环的薄弱处或破裂处突出，压迫神经根或马尾神经，引起腰痛和放射性下肢痛，甚至产生神经功能损害的症状。

在腰椎间盘突出以前，患者往往有许多前期症状，它们的表现通常就是腰疼。有的人一个轻微的小动作，如打喷嚏、弯腰等都可以造成腰扭伤，这是一个信号，说明腰椎会发生蜕变。长期的慢性腰痛也说明腰椎会发生蜕变。有的病人腰痛时轻时重，有时可能一点症状都没有，有时疼得卧床不起，这种情况可能要向腰椎间盘突出的方向发展。

腰椎间盘突出的日常预防

抬重物时先想到护腰。在搬、抬、扛重物时要量力而行，不可强用暴力，更不可在负重情况下做扭腰动作。在运动、劳动过程中，注意保护腰部，避免摔伤、撞伤、扭伤等。

腰椎间盘突出食疗方

鲜鸡蛋 3 个，米醋 500g。做法：将米醋放入砂锅中烧开，放入鸡蛋，煮 8 分钟后取出，患者可每日临睡前食用，直至痊愈。

坐骨神经痛

坐骨神经痛是指坐骨神经病变，沿坐骨神经通路即腰、臀部、大腿后、小腿后外侧和足外侧发生的疼痛症状群。

坐骨神经痛预防与保健

运动后要注意保护腰部和患肢，内衣汗湿后要及时换洗，防止潮湿的衣服在身上被焐干，出汗后也不宜立即洗澡，待落汗后再洗，以防受凉、受风。

坐骨神经痛食疗方

取生栀子100克，捣碎过筛，分为3包。每次使用时取1包，与两颗新鲜鸡蛋混合在一起，调成糊状，敷于痛处，外用纱布包住，约24小时后取下，连续使用3天。

痛风

痛风的发生是因为人体内嘌呤的新陈代谢发生了紊乱，尿酸的合成增加或排出减少，造成高尿酸血症，当血尿酸浓度过高时，尿酸即以钠盐的形式沉积在关节、软组织、软骨和肾脏中，引起组织的异物炎性反应。

痛风的一般发作部位为大趾关节、踝关节、膝关节等。

痛风食疗方

取相同等分的香蕉、苹果、梨，分别洗净去皮，将果肉切丁放入锅内，盛入适量清水煮沸，再调入适量藕粉，不断搅拌成羹状。

高脂血症

简单地说，高血脂症就是由于体内脂质代谢紊乱而形成的血浆脂质中一种或多种成分的浓度超过正常高限的病症。

高脂血症是中老年人常见的疾病之一。一般来说，血脂代谢发生紊乱：脂肪代谢或转运异常；血浆中一种或几种脂质浓度，包括血浆 TC 及 TG 水平过高或血浆 HDL 水平过低；人体血中 TC、TG 和各种脂蛋白含量高于同龄正常值者均称高脂血症。

动脉硬化引起的肾功能衰竭等都与高脂血症密切相关。相关研究资料显示，高脂血症是脑卒中、冠心病、心肌梗死、心脏猝死等的危险因素。

高血脂的生活注意事项

限制甜食，糖可在肝脏中转化为内源性甘油酯，使血浆中甘油三酯的浓度增高，所以应限制甜食的摄入。

高血脂食疗方

山楂首乌汤：取山楂、何首乌各 15g，白糖 60g。先将山楂、何首乌洗净、切碎，一同入锅加水适量浸渍 2 小时，再熬煮约 1 小时去渣取汤，每日服 1 剂，分 2 次温服。

高血压

高血压病是指病人在静息状态下动脉收缩压和 / 舒张压增高，即大于等于 140/90mmHg，常伴有脂肪和糖代谢紊乱以及心、脑、肾和视网膜等器官功能性或器质性改变，以器官重塑为特征的全身性疾病。

[按摩部位及取穴] 太阳、攒竹、内关、百会、天柱、风池、肩井、大椎、肝俞、心俞、肾俞、曲池、足三里穴。

[按摩手法] 点按、揉法等。

[病症自我保健] 高血压的食疗法

高血压病人的饮食治疗，以减少钠盐、减少膳食脂肪并补充适量优质蛋白，注意补充钙和钾，多吃蔬菜和水果、戒烟戒酒、科学饮水为原则。

高血压食疗方

[原料] 水发黑木耳 250 克，水发海带 100 克，蒜 1 瓣，调料适量。

[做法]

①将海带、黑木耳洗净，各切丝备用。

②菜油烧热，爆香蒜、葱花，倒入海带、木耳丝，急速翻炒，加入酱油、精盐、白糖、味精，淋上香油即可。

另外，用桑叶、山楂、白果、沙棘、昆布作为原料精制提取口服液，长期服用对高血脂、高血压治疗效果比较显著，安全，健康。

糖尿病

糖尿病是一组以高血糖为特征的代谢性疾病。由于微生物感染及其毒素、自由基毒素、精神因素等等各种致病因子作用于机体，导致胰岛功能减退、胰岛素抵抗等而引发的糖、蛋白质、脂肪、水和电解质等一系列代谢紊乱综合征。

【按摩部位及取穴】胰俞、肝俞、脾俞、肾俞、胃俞、中脘、气海、关元、大椎、曲池、三阴交、涌泉等穴。

【按摩手法】一指禅推、按、揉、擦、振法等。

临床上以高血糖为主要特点，典型病例可出现多尿、多饮、多食、消瘦等表现，即"三多一少"症状。

多食由于大量尿糖丢失，机体处于半饥饿状态，能量缺乏需要补充，引起食欲亢进，食量增加。同时又因高血糖刺激胰岛素分泌，因而病人易产生饥饿感，食欲亢进，老有吃不饱的感觉，甚至每天吃五六次饭，主食达 1~1.5 公斤，副食也比正常人明显增多，还不能满足食欲。

多饮由于多尿，水分丢失过多，发生细胞内脱水，刺激口渴中枢，出现烦渴多饮，饮水量和饮水次数都增多，以此补充水分。排尿越多，饮水也越多，形成正比关系。

多尿为尿量增多，每昼夜尿量达 3000~5000 毫升，最高可达 10000 毫升以上。排尿次数也增多，一二个小时就可能小便 1 次。有的病人甚至每昼夜可尿 30 余次。糖尿病病人血糖浓度增高，在体内不能被充分利用，特别是肾小球滤出而不能完全被肾小管重吸收，以致形成渗透性利尿，出现多尿。血糖越高，排出的尿糖越多，尿量也越多。

体重减轻由于胰岛素不足，机体不能充分利用葡萄糖，使脂肪和蛋白质分解加速来补充能量。其结果导致体内碳水化合物、脂肪及蛋白质被大量消耗，再加上水分的丢失，病人体重减轻、形体消瘦，严重者体重可下降数十斤，以致疲乏无力，精神不振。同样，病程时间越长，血糖越高；病情越重，消瘦也就越明显。

糖尿病可导致感染、心脏病变、脑血管病变、肾功能衰竭、双目失明、下肢坏疽等，从而成为致死致残的主要原因。糖尿病高渗综合征是糖尿病的严重急性并发症，初始阶段可表现为多尿、多饮、倦怠乏力、反应迟钝等，随着机体失水量的增加，病情急剧发展，出现嗜睡、定向障碍、癫痫样抽搐、偏瘫等类似脑卒中的症状，甚至昏迷。

糖尿病食疗方

1. 主食：高纤维大米饭、高纤维馒头、高纤维面条或其它高纤维主食。

2. 副食：

（1）瘦肉、鱼、鸡、鸭，可根据情况选择。

（2）清炒蔬菜、凉拌蔬菜、豆制品等。

（3）晚上睡觉前喝纯牛奶一杯，约300毫升。

另外，用玉竹、苦瓜、乌梅、桑叶、荷叶、山药作为原料精制玉竹饮液，久服降糖效果好，绿色，安全。

冠心病

冠状动脉粥样硬化性心脏病简称冠心病，是由于冠状动脉功能性或器质性病变导致冠脉供血和心肌需求之间不平衡所致的心肌损害，又称缺血性心脏病。冠心病最常见的原因是动脉粥样硬化，约占90%左右。还有其他少见的原因，包括结缔组织病、风心病、川崎病、梅毒性心血管病、冠脉栓塞、冠脉畸形、外伤等。

冠心病是一种最常见的心脏病，是指因冠状动脉狭窄、供血不足而引起的心肌机能障碍或器质性病变，故又称缺血性心脏病。

冠心病的症状表现为胸腔中央发生一种压榨性的疼痛，并可迁延至颈、颌、手臂、后背及胃部。发作的其他可能症状有眩晕、气促、出汗、寒颤、恶心及昏厥。患有严重冠心病的患者在发病时可能因为心力衰竭而死亡。

冠心病食疗方

豆浆粥料：豆浆汁500克，粳米50克，砂糖或细盐适量。

做法：将豆浆汁、粳米同入砂锅内，煮至粥稠，以表面有粥油为度，加入砂糖或细盐即可食用，每日早晚餐，温热食。

心绞痛

心绞痛是冠状动脉供血不足，因心肌急剧的、暂时缺血与缺氧所引起的以发作性胸痛或胸部不适为主要表现的临床综合征。

心绞痛特点为阵发性的前胸压榨性疼痛感觉，可伴有其他症状，疼痛主要位于胸骨后部，可放射至心前区与左上肢，常发生于劳动或情绪激动时，每次发作持续 3~5 分钟，可数日一次，也可一日数次，在患者休息或用硝酸酯制剂后消失。

心绞痛食疗方

粳米 100 克煮粥，粥半熟时加入薤白 10~20 克，同煮熟一起食用。功效说明：有宽胸、行气、止痛的作用，适用于冠心病、胸闷不适或心绞痛，慢性肠炎、菌痢等症。

失眠

失眠，指无法入睡或无法保持睡眠状态，导致睡眠不足，又称入睡和维持睡眠障碍，祖国医学又称其为"不寐""不得眠""不得卧""目不瞑"，是以经常不能获得正常睡眠为特征的一种病症，表现为各种原因引起入睡困难、睡眠深度或频度过短（浅睡性失眠）、早醒及睡眠时间不足或质量差等。

适当服用催眠药是解决失眠问题的成功方法。避免失眠还应少喝妨碍睡眠的咖啡和茶，同时也要少喝酒。

如果失眠比较严重，只靠按摩等仍不能缓解时，要及时到医院治疗，不要在家中盲目服用安眠药，以免导致药物成瘾性，而让失眠成为生活的绊脚石。

失眠食疗方

糖水原料：白糖适量。做法：冲水饮。

睡前服用。人喝下了糖水以后，在体内产生一系列化学反应，最后生成大量的血清素，使大脑受到抑制而进入睡眠状态。

另外，用龙眼肉、酸枣仁、决明子、百合、莲子作为原材料精制提取口服液，久服有安神助眠、镇静效果，无依赖作用。

头痛

头痛是临床上常见的症状之一，通常是指局限于头颅上半部，包括眉弓、耳轮上缘和枕外隆突连线以上部位的疼痛。

头痛之因多端，但不外乎外感和内伤两大类。外感头痛多因起居不慎，感受风、寒、湿、热等外邪，而以风邪为主。内伤头痛与肝、脾、肾三脏关系密切。

头痛食疗法

桃仁煎：主治偏头痛。原料：核桃仁 15 克。用法：将核桃仁用水煎，再加适量白糖冲服，每日 2 次。按注：一方加黄酒。

眩晕

眩晕是指眼花头晕，眩是眼花，晕是头晕，二者常同时并见。现代医学认为，眩晕是人体对于空间的定向感觉障碍或平衡感觉障碍，多种疾病均有该症状，最常见于梅尼埃病、贫血、高血压、动脉硬化、颈椎病、神经官能症等。

眩晕的常见症状是头晕旋转，两目昏黑，泛泛欲吐，甚至昏眩欲仆，如处舟楫之中。

眩晕的治疗，临床上较为棘手，穴位按摩疗法则是取效甚捷的一种方法。

眩晕症食疗法

体质虚弱、气血不足、肝肾亏损的慢性眩晕症患者，宜常吃胡桃肉。《本草纲目》记载："胡桃补气养血。"《医林纂要》说它"补肾固精。"所以，肾虚眩晕者更为适宜服用胡桃。

偏头痛

偏头痛，指的是头部额、颞、眼眶部局限于一侧的疼痛，可为剧烈的跳痛、胀裂痛等，可持续数小时甚至一两天。

该病常因疲劳、紧张、情绪激动、睡眠欠佳等诱发，发作前多有嗜睡、精神不振、视力模糊、怕光或肢体感觉异常等先兆症状。发作时，多出现恶心、呕吐、腹胀、腹泻、多汗、心率加快等。作为反复发作的一种搏动性头痛，偏头痛属众多头痛类型中的"大户"。

偏头痛发作前患者常有闪光、视物模糊、肢体麻木等先兆，同时可伴有神经、精神功能障碍。它是一种可逐步恶化的疾病，发病频率通常越来越高。

偏头痛发生时，约数分钟至1小时左右出现一侧头部一跳一跳的疼痛，并逐渐加剧，直到出现恶心、呕吐后，感觉才会有所好转。在安静、黑暗环境内或睡眠后头痛缓解，在头痛发生前或发作时可伴有神经、精神功能障碍。

偏头痛食疗方

原料：怀山药、枸杞各30克，猪脑1具，黄酒、精盐各适量。

制作法：将猪脑撕去筋膜后浸泡在清水中待用。将怀山药、枸杞洗净后与猪脑一起入锅，加适量的清水炖煮。煮约两个小时后向锅中加入适量的黄酒和精盐，再炖煮10分钟左右即成。

用法：每三天吃一剂。

三叉神经痛

三叉神经痛有时也被称为"脸痛"，是一种发生在面部三叉神经分布区内，反复发作的阵发性剧烈神经痛，以上颌（第二）支和下颌（第三）支疼痛多见。三叉神经痛是神经外科、神经内科常见病之一。有些人发生三叉神经痛时，容易将其与牙痛混淆。

多数三叉神经痛患者于40岁起病，多发生于中老年人，女性尤多，其发病右侧多于左侧。该病的特点是：在头面部三叉神经分布区域内，骤然发病，骤停、闪电样、割样、烧灼样、顽固性、难以忍受的剧烈性疼痛。

三叉神经痛是指三叉神经支配区域内反复发作的短暂阵发性剧痛。有原发性、继发性两种。三叉神经痛的治疗方法很多，这里我们介绍一种简单方便的疗法，营养治疗。

三叉神经痛：患者需要高碳水化物饮食来供给能量及保护神经功能，脂肪是组成人体组织细胞的一个重要成分，特别是磷脂和胆固醇等，脑和胆外周神经组织都含有鞘磷脂，磷脂对动物生长发育很重要，并且也能增加脑的免疫能力。三叉神经痛患者可多用植物脂肪，以避免胆固醇升高。

三叉神经痛食疗方

原料：黄芪 15 克、僵蚕 6 克、蜈蚣 2 条、血竭 3 克、瘦猪肉糜 500 克、芹菜 500 克、面粉 500~1000 克。

制作：将上药焙干研粉；芹菜洗净，在沸水中焯透，捞出切成碎末，用纱布袋装好，挤出菜汁待用；肉糜中加入中药粉，芹菜、盐、酒、味精、胡椒粉、拌匀后加鸡蛋清 2 个作馅。面粉用芹菜汁合好揉匀，揉至面团表面光滑为止，擀成圆薄皮子，加馅将皮子逐个包成饺子，煮熟后即可服食。

癫痫

癫痫是脑神经细胞兴奋性增高引起异常放电所致的暂时性、发作性脑功能失调，可表现为运动感觉意识行为和植物神经等不同障碍或兼而有之。

人们习惯把癫痫病叫"羊角风""羊癫风""猪婆风"等，叫法虽然不一样，但是有一个明显的特点，就是根据对病人发作症状的直观认识来命名。

中医传统上把癫痫称作癫证或痫病，癫痫是后来的叫法。早期医书上，医家多把癫、狂、痫混称，没有划出一个分明的界限。后来人们逐渐认识到，癫、狂、痫均属精神、神志方面的疾病，但三者又各有其显著的特征。癫和狂主要表现为精神错乱，以动作失常、情感障碍、幻觉幻想、意识紊乱为基本特征。

癫痫主要表现为意识丧失、抽搐、感觉障碍、植物神经功能紊乱及精神异常，这些症状可单独或同时出现。其发作有突然性、暂时性和反复性三个特点。

癫痫食疗方

材料：白菊花 3 克、槐米 3 克、绿茶 3 克。

做法：将上 3 物放入瓷杯中，以沸水浸泡。5 分钟后代茶饮用。功效：方中菊花性甘苦微寒，入肝经，有平阳、清肝、散瘀之功。

脑动脉硬化

脑动脉硬化系全身动脉硬化的一部分，同时也是急性脑血管循环尤其是脑缺血发作的主要发病基础，是各种因素导致的脑动脉管壁变性和硬化的总称。

医学上所说的脑动脉粥样硬化（大、中动脉）、小动脉硬化、微小动脉的玻璃样变都称为脑动脉硬化。脑动脉粥样硬化主要侵犯管径 500 微米以上的脑部大、中动脉，并与高血压密切相关。以往认为，小动脉主要承担和调节血管阻力，高血压主要引起小动脉硬化，近来研究发现，正常时脑主要动脉占整个脑血管阻力 20%~30%，慢性病变时可达 50%，长期高血压必然导致脑部主要动脉壁粥样硬化损害。一般来说，该病男性多见，男女比例为 2：1，女性患病多在绝经期后，此时雌激素减少，血高密度脂蛋白也减少，迨至 70 岁以后，甚至比男性发病多。

脑动脉硬化食疗方

泽泻山楂粥 原料：泽泻 20 克，鲜山楂 50 克，粳米 100 克。

做法：将泽泻研成细末，将山楂去核、捣成泥状，然后将泽泻末、山楂泥、粳米一起入锅加清水煮粥。此粥可每日代替早餐食用。

中风后遗症

中风是以突然昏倒、意识不清、口渴、言謇、偏瘫为主症的一种疾病。它包括现代医学的脑出血、脑血栓、脑栓塞、短暂脑缺血发作等病，是一种死亡率较高的疾病。对于中风后遗症患者，必须抓紧时间积极治疗。

中风之后，脏腑虚损，功能失调，病邪稽留日久，正气必定耗损，临床上本虚标实。中风偏瘫留下的最常见后果就是病人会产生"三偏"、言语障碍、吞咽障碍、认知障碍、日常活动能力障碍以及大小便障碍。

中风后遗症食疗方

四味粳米粥 取天麻 9 克（以布包好），枸杞 15 克，红枣 7 枚，人参 3 克，加水烧沸后用文火煎煮约 20 分钟。去天麻、枣核，入粳米 50~100 克共煨粥。每日 2 次。用于治疗中风后偏瘫伴高血压者。

老年性痴呆

老年性痴呆是指老年期发生的以慢性进行性智力衰退为主要表现的一种神经精神疾病。

老年性痴呆起病较慢，常无明显的起病期，其症状可分精神心理障碍和神经功能障碍。精神心理障碍主要表现为记忆力严重障碍，可出现完全性遗忘，甚至虚构现象。患者早期症状为近期记忆力减退，性格变得主观任性、固执自私、多疑多虑，生活习惯刻板，情绪急躁易怒等。

神经功能障碍在老年性痴呆晚期才会出现，主要表现为自动症和刻板动作，面部口唇不自主动作，如吮吸、噘嘴等，可出现肌张力增高、强握反射、模仿动作以及厌食或贪食等症，病理反射阳性。

现代医学认为该病系遗传原因所致：脑血管疾病、颅脑外伤或肿瘤、内分泌功能低下，长期慢性中毒如铝、锰等在体内长期积累，新近丧偶或单身独居等心理社会因素等。

老年性痴呆食疗方

核桃粥　核桃 30 克，粳米 200 克，大枣 10 枚。将上 3 味洗净，放入锅内，文火熬成粥，每日服 2 次。

另外，用磷酯酰丝氨酸、DHA 藻油、益智仁、龙眼肉、薏苡仁、菊花、枸杞子、蔗糖作为原料精制提取口服液，长期服用有健脑益智效果，身体轻松。

震颤性麻痹

震颤性麻痹是一种缓慢进行性疾病，多发生在 50~80 岁，俗称"抖抖病"，医学上称为帕金森氏综合征，是以肌张力增强和震颤为特征的锥体外系病变。

震颤性麻痹发病年龄多在 40 岁以上，男多于女。其基本症状包括震颤、肌强直、运动减少或运动消失以及位置和平衡紊乱；继发或伴发症状有发音障碍、痴呆、抑郁症、口涎过多等。

震颤性麻痹的临床表现为震颤、肌强直、运动减少、姿势及步态不稳、起步及止步困难、假面具样面容等。

震颤性麻痹的发生与纹状体黑质多巴胺系统损害有关，最主要的是原因不明性（特发性）帕金森病，其他如甲型脑炎、动脉硬化，及一氧化碳、锰、汞中毒等，均可产生类似震颤性麻痹症状或病理改变。这些情况统称为帕金森综合征。

中医认为，震颤麻痹症多为心肝血虚，筋脉失养所致。按摩可以对震颤性麻痹起到一定的防治作用。

震颤麻痹食疗方

枸杞血膝饮　枸杞子 30 克，鸡血藤 20 克，红花 10 克。

加水 500 毫升，倒入碗中，放黄酒 50 克，分早晚两次饮服，每日 1 剂。

研究表明，猪脑提取物对脑卒中、脑萎缩、震颤麻痹等神经系统疾病有一定治疗效果，因为猪脑提取物含有能使脑细胞修复和再生的神经因子，江西医学院率先在该领域取得重要成果。

尿失禁

尿失禁，是由于膀胱括约肌损伤或神经功能障碍而丧失排尿自控能力，使尿液不自主地流出的病症。

尿失禁按照症状可分为充溢性尿失禁、无阻力性尿失禁、反射性尿失禁、急迫性尿失禁及压力性尿失禁 5 类。

尿失禁可以发生在任何年龄及性别，尤其是女性及老年人。尿失禁除了令人身体不适之外，更重要的是，它会长期影响患者的生活质量，严重影响着患者的心理健康，被称为"不致命的社交癌"。

尿失禁食疗方

党参核桃汤原料：取党参 20 克，核桃肉 15 克。做法：加水适量煲汤，1 日服完。功效：具有益气固肾之功效，对肾虚小便失禁的老年患者效果较佳。

脱发、白发

脱发、白发是一种常见的现象。脱发的原因很多。病理性脱发常与急性传染病、全身疾病、皮肤病有关。生理性脱发可因营养不良、神经功能障碍，内分泌失调引起。

很多人脱发都与神经精神因素密切相关，常因精神压力过大，情绪极度不稳，引起交感神经持续兴奋，毛细血管痉挛收缩，从而使毛囊根部营养不良，造成毛发骤然大量脱落。

通过按摩，可以有效地改善患者的脱发、白发状况。

脱发、白发食疗方

琥珀莲子原料：莲子 300 克，桂圆肉 100 克，冰糖、糖桂花。

做法：放入清水，先将莲子烧沸，改为小火炖约 30 分钟，捞出待用。用一颗桂圆肉包一粒莲子仁，放入砂锅内加冰糖烧沸，改小火炖至熟烂，倒入糖桂花即成。

功效：早衰发白，体力不支。

脂肪肝

脂肪肝又称肝内脂肪变性，是指由各种原因引起的肝细胞内脂肪蓄积过多，脂肪含量超过肝重量（湿重）的 5%（最高可达 40%~50%），或在组织学上超过肝实质 30% 时，称为脂肪肝。

脂肪肝的临床表现多样。部分轻度脂肪肝患者仅有疲乏感，而多数脂肪肝患者较胖，故更难发现轻微的自觉症状。中重度脂肪肝有类似慢性肝炎的表现，可有食欲不振、疲倦乏力、恶心、呕吐、体重减轻、肝区或右上腹隐痛等。

脂肪肝食疗方

何首乌粥　取何首乌 20 克，粳米 50 克，大枣 2 枚。将何首乌洗净晒干，打碎备用，再将粳米、红枣加清水 600 毫升，放入锅内煮成稀粥，兑入何首乌末搅匀，文火煮数沸，早晨空腹温热服食。

慢性肝炎

慢性肝炎多由急性乙型肝炎、急性丙型肝炎久治不愈，病程超过半年，转化而成。也有较多慢性肝炎病人感染肝炎病毒后，起病隐匿，发现时已经成为慢性肝炎。

慢性肝炎多从急性病毒性肝炎转变而来，机体自身免疫功能紊乱，长期应用损害肝脏药物，机体对药物过敏，酗酒以及某种酶的缺乏，代谢紊乱等均可导致本病的发生。

慢性肝炎食疗方

母鸡、黑芝麻、陈皮，将鸡去掉毛，洗净内脏，用干净纱布将黑芝麻、陈皮包好，置入鸡腹内，放入砂锅内炖至烂熟。

另外，用余甘子、决明子、玉米肽、葛根、枳椇子作为原料精制提取饮料，长期饮用对肝病效果好，无刺激，安全。

腰痛

腰痛是以腰部一侧或两侧疼痛为主要症状的一种病症。

引起腰痛的原因很多，约有数十种，比较常见的有肾虚、腰部骨质增生、骨刺、椎间盘突出症、腰椎肥大、椎管狭窄、腰部骨折、椎管肿瘤、腰部急慢性外伤或劳损、腰肌劳损、强直性脊柱炎等。

腰痛食疗方

杞地山药粥　取生地黄 20 克，山药、杞果各 50 克，大米 100 克。将生地黄切碎，山药捣碎，和杞果、大米共放锅内加水适量煮粥，代早餐食。每日 1 次。此法适用于偏肾阴虚的肾虚腰疼。

前列腺炎

前列腺炎是指前列腺特异性和非特异感染所致的急慢性炎症，引起全身或局部症状。

自我按摩疗法

便后，清洁肛门及盲肠下段即可行按摩治疗，患者取胸胯位或侧卧位，家人用食指顺肛门于直肠前壁触及前列腺后，按从外向上、向内、向下的顺序有规律地轻柔按压前列腺，同时嘱患者作提肛动作，使前列腺液排出尿道口，并立刻小便。

患者取下蹲位或侧向屈曲卧位，清洁肛门及直肠下段后，用自己的中指或食指按压前列腺体，方法同前，每次按摩 3~5 分钟，以每次均有前列腺液从尿道排出为佳。

操作：取仰卧位，左脚伸直，左手放在神阙穴（肚脐）上，用中指、食指、无名指三指旋转，同时再用右手三指放在会阴穴部旋转按摩，一共 100 次。完毕换手做同样动作。肚脐的周围有气海、关元、中极各穴，中医认为此处是丹田之所，这种按摩有利于膀胱的恢复。

需要强调的是，自我按摩治疗只是一种配合治疗手段，不能完全代替其他疗法。每次按摩治疗至少间隔 3 天以上。按摩时用力要轻柔，按摩前可用肥皂水润滑指套，减少不适。

在临睡以前做自我按摩，以达到保健之目的。

前列腺是男性生殖器官中最大的一个附属性腺。它所分泌的前列腺液是精液的重要组成部分。

前列腺炎食疗方

蒲公英银花粥　蒲公英 60 克，金银花 30 克，大米 100 克，砂糖适量。制作时，先将蒲公英、金银花同放进砂锅内，加适量清水煎汁，然后去渣取药汁，再加入大米煮成稀粥。粥成后加入适量砂糖。每日 2 次食用。

肾虚

在当代社会，肾虚是一种常见病，也是一种难治的病，很多人一经发现之后就买那些治肾虚的药狂吃，但是效果却不明显，要想疗效显著，不妨做做自我按摩。

治疗男性肾虚的食物：黄精滋肾填精，养阴润肺，补脾益气。主治肾亏腰膝酸软，阳痿遗精，肺燥咳嗽。黄精具有降血脂，抗衰老作用。

养肾食疗方

巴戟二子酒原料：巴戟天、菟丝子、覆盆子各 15 克，米酒 250 克。

做法：将巴戟天、菟丝子、覆盆子用米酒浸泡，7 天后可服用。

功效：适用于肾虚所致精液异常、滑精、小便频数、腰膝冷痛等。

另外，用黄精、枸杞子、肉桂、葛根、黑芝麻作为原料提取汁液，长饮对肾虚效果好，无刺激，安全。

更年期综合征

大多数妇女 45~50 岁开始停经，这段时间的前后称为更年期。妇女进入更年期后，卵巢功能下降，雌激素分泌也随之减少，其结果是引起内分泌系统和自主神经功能失调而出现一系列临床症状，这就是更年期综合征。

治疗更年期综合征，如服用药物治疗者，不要停止用药，可根据症状在医生的指导下，逐渐减少药物剂量；在对患者心理疏导的同时，患者应注意生活起居、饮食、环境，并尽量控制好情绪，以便平稳地度过更年期。

更年期综合征食疗方

枣仁红枣粥 原料：酸枣仁 15 克，红枣 10~15 克，粳米 50 克，白糖适量。做法：将酸枣仁水煎，去渣取汁，入粳米、红枣同煮粥，待粥熟时，加白糖调味。每日 1~2 次，10 日为一疗程。功效：具有补脾胃、养心安神功效。适用于妇女更年期综合征。

第八章　慢病养生药食

食疗养生　源远流长

食疗养生在我国古代已引起人们重视，食养食疗是我们祖先的一大发明。关于食疗养生的历史，我们可以从古籍中发现一些蛛丝马迹。

我国第一部食疗与汤液专著《汤液经》出自商朝，是商汤宰相伊尹在继承前人理论和经验的基础上，并结合个人研究所成。而《周礼·天官》一书中已有"五味、五谷、五药以养其病"的记载，并且在宫廷中设有"食医"，掌管皇宫上下的"六食、六饮、六膳、百羞、百酱、八珍之齐"。秦汉时期的《神农本草经》是我国现存最早的药学专著。后来，魏、晋、隋、唐时期，食养食疗学已经形成一门专门的学科，有关专著相继问世，北魏崔浩的《食经》、梁代刘休的《食方》等都是对食养食疗学的继承与发展，对饮膳延寿的发展做出了积极的贡献。著名医药学家孙思邈是我国食疗学的奠基者之一，他对老年人的饮膳之学颇有造诣，他指出老人的饮食最宜"清、淡、温、软、简"；最忌"腻、厚、生、冷、杂"。他认为，不懂饮食宜忌、食养食疗的人是不能抗衰防老、颐养天年的。

光绪年间，人们发现了我国唐代第一部食疗专著——《食疗本草》的残卷。此书的作者是孟诜，他继承了业师孙氏之学，对养生之道颇有研究，而且他本人靠饮膳延寿活了93岁。孟氏在前人的基础上，广征博采、取精用宏，撰成食疗专著。在孟诜的影响下，南唐陈士良著《食性本草》，元代吴瑞著《食物本草》，忽思慧著《饮膳正要》，明代卢和著《食物本草》等。这些著作的诞生，使膳食养生逐渐发展为一门完善的有益于老年人的食疗科学。

现代研究表明，孟诜等人的食疗著作，对老年人健康养生十分有益，是养生延寿学的重要组成部分。据书中记载，圆白菜、萝卜、胡萝卜、绿豆芽、胡桃等有一定的抗癌作用；南瓜、洋葱、薏米、海带、小豆等有助于降血糖；大蒜、洋葱、生山楂等有防治高脂血症的效果；芹菜、淡菜、黑芝麻、醋泡花生米、蜂蜜等对高血压一定的治疗作用；萝卜、胡桃、杏仁、银耳等可以防治慢性气管炎；牛奶、花菜、虾、苋菜、芥菜、墨鱼、豆浆、海带等有防治老年骨质疏松症的作用。孟诜等人的努力，使得食养食治自汉唐以来得到长久的发展，从而形成了我国养生史上独具特色的流派——饮膳养生派。

药食四性五味

食物中的四性一览表			
	功效	适合体质	代表食物
温热	有助于温热、散寒，具有温中祛寒、健脾和胃等功效	适合寒证或虚证患者，或寒性体质者	鸡肉
热性			青椒
寒性	有助于镇静、清凉，还可以发挥泻火、解毒、清热等作用	适合寒证或虚证患者，或寒性体质者	螃蟹
凉性			白萝卜
平性	具有健脾和胃、强壮补虚等功效	任何体质及寒证、热证的患者	鲤鱼

食物中的五味与五脏有着相关的关系				
	功效	对应器官	食用忌宜	代表食物
苦味	有助于燥湿除烦、清热解毒、泻火通便、利尿等	心	过食易造成消化不良、呕吐、腹泻、口干舌燥等	苦瓜
甘味	有助于补养身体、缓解肌肉疲劳、调和脾胃等，还可以止痛、解毒等	脾	过食易使人体血糖升高、生痰等，甚至会因痰阻心脉而生病	鸡蛋
辛味	可以祛风散寒、舒筋活血，还有助于刺激肠胃蠕动、增加消化液分泌、促进血液循环等	肺	过食易上火、引起便秘，还可能导致急、慢性胃病、溃疡病及痔疮等	姜

	功效	对应器官	食用忌宜	代表食物
酸味	有助于增进食欲、健脾开胃，还可固表止汗、敛肺止咳、涩肠止泻等	肝	过食酸味食物易疲劳，还可能使消化功能产生紊乱，增加患溃疡病的几率	山楂
咸味	有助于软坚散结、调节人体新陈代谢，还可以温肝补肾、通便泻下等	肾	过食易引起肾脏疾病及心脑血管病等	海带

由此可见，食物中的"四性"和"五味"所产生的食疗作用都有着中药的效用。然而，从另外的角度讲，中药和食物的共同点是都可以用来防治疾病，而它们的不同点是，中药的治疗药性强，也就是人们通常说的"药劲大"，即正确用药，效果突出，但若用药不当，产生的副作用也大；而通过食疗，调养身体的不适，产生的副作用小，且更方便更健康。

"是药三分毒"更突显了食疗的重要性，为此，在药食同源基础上的食疗养生受到愈来愈多人的青睐。合理膳食关系到我们一日三餐，通俗的说法就是，吃什么、怎么吃才能满足人体的生长、发育及各种生理、体力活动的需要，进而平衡营养，保证身体健康。根据中国营养学会的建议及美国健康食品指南，并结合我国的国情，总结如下：一二三四五，健康我做主。红黄绿白黑，健康永相随。

●一二三四五，健康我做主

一　每天喝1袋牛奶（酸奶），内含250毫克钙，可以有效地改善我国居民日常饮食中钙摄入量普遍偏低的状态。

二　指人体每天摄入碳水化合物250~350克，相当于主食300~400克，可依个人情况酌情增减。

三　每天进食3份（每份指瘦肉50克，或鸡蛋1个，或豆腐100克，或鸡鸭肉100克，或鱼，虾100克）高蛋白食物。

四　有粗有细（粗、细粮搭配）、不甜不咸（每天摄盐量控制在6克以内，每顿在总量控制下，进餐次数多，有利于防治糖尿病、高血脂等）、七八分饱。

五　每天500克蔬菜及水果，加上适量烹调油及调味品。

●红黄绿白黑，健康永相随

红 每天可饮少量红酒，有助于活血化瘀，预防动脉粥样硬化，美容减肥，还有一定的防癌作用。

黄 黄色蔬菜，如胡萝卜、红薯、南瓜等，其中含丰富的胡萝卜素，对儿童和成人均有提高免疫力的功能。

绿 绿茶（有助于预防肿瘤和抗感染等）及深绿色的蔬菜。

白 燕麦粉或燕麦片。据研究证实，每天进食 50 克燕麦片，可使血胆固醇水平下降，对糖尿病更有显著疗效。

黑 黑木耳。每天食用黑木耳 5~15 克，可以显著降低血黏度与血胆固醇，有助于预防血栓形成。

慢病康复 药食先行

一、润肺止咳代表性食材

罗汉果

罗汉果素有良药佳果之称。果实中含有丰富的葡萄糖、果糖及多种维生素等，用途广泛，在国际市场上享有很高的声誉。

功能主治：清热润肺，止咳，利咽，滑肠通便。用于肺火燥咳，咽痛失音，肠燥便秘。

罗汉果可用于脑水肿，能提高血液渗透压，降低颅内压，脱水作用强于尿素，且持续时间长。

胖大海

性味归经：味甘；淡；性凉；有小毒。归肺、大肠经。

胖大海性质寒凉，作用于肺经，长于清利咽喉，并能清泻肺热，故非常适用于治疗咽喉肿痛。

胖大海性味甘寒，能润肺利咽开音，不论是何种缘由引起的声音嘶哑、失音，都可配伍其他药物治疗。

胖大海既能清肺热又能润肺燥，故可用于治疗肺热或肺燥咳嗽。

胖大海为寒凉之品，又归于大肠经，具备清肠通便的作用，故可用于大肠热积引起的便秘、排便不畅。

佛手

赤松金佛手全身都是宝。根、茎、叶、花、果均可入药，辛、苦、甘、温、无毒；入肝、脾、胃三经，有理气化痰、止呕消胀、舒肝健脾、和胃等多种药用功能。对老年人的气管炎、哮喘病有明显的缓解作用；对一般人的消化不良、胸腹胀闷，有更为显著的疗效。赤松金佛手可制成多种中药材，久服有保健益寿的作用。

由于赤松金佛手具有较高的观赏价值和药用价值，它的经济价值也相对较高。金佛手保健茶含有人体所需的氨基酸、维生素及多种微量元素，是祖国中草药遗产宝库发掘出的宝藏；用金佛手果、皮、叶提取的芳香油，已被国际上作为高级烟用香精的重要原料。佛手的果实还能提炼佛手柑精油，是良好的美容护肤品。佛手的花与果实均可食用，有理气化痰、舒肝和胃、解酒之功效。

二、润肠通便代表性食材

火麻仁

性味归经：甘，平。归脾、胃、大肠经。

功能主治：润燥滑肠通便。用于血虚津亏，肠燥便秘。

主治肠燥便秘，水肿，脚气，热淋，皮肤风痹，月经不调，疮癣，丹毒。

抗癌之果——杏仁

杏仁富含蛋白质、脂肪、糖类、胡萝卜素、B 族维生素、维生素 C、维生素 P 以及钙、磷、铁等营养成分。其中胡萝卜素的含量在果品中仅次于芒果，人们将杏仁称为抗癌之果。

1.降血糖作用

苦杏仁苷具有防治因抗肿瘤药阿脲引起糖尿病的作用。

2.降血脂作用

杏仁含有丰富的脂肪油，有降低胆固醇的作用，因此，杏仁对防治心血管系统疾病有良好的作用；中医中药理论认为，杏仁具有生津止渴、润肺定喘的功效，常用于肺燥喘咳等患者的保健与治疗。

3.杏仁具有润肺止咳、润肠等功效，还有保护神经末稍血管和组织器官的作用，并可抑杀细菌。

4.杏仁还有美容功效，杏仁所含的脂肪油有助于软化皮肤角质，润燥护肤，能促进皮肤微循环，使皮肤红润光泽。苦杏仁能消除色素沉着、雀斑、黑斑等，有美容的功效。

5. 杏仁还有抗肿瘤作用，苦杏仁中含有一种生物活性物质——苦杏仁苷，可以进入血液专杀癌细胞，而对健康细胞没有作用，因此可以改善晚期癌症病人的症状，延长病人生存期。同时，由于含有丰富的胡萝卜素，杏仁可以抗氧化，防止自由基侵袭细胞，具有预防肿瘤的作用。

6. 杏仁含有丰富的单不饱和脂肪酸，有益于心脏健康；含有维生素 E 等抗氧化物质，能预防疾病和早衰。

低聚果糖

低聚果糖是一种水溶性膳食纤维，长期服用可以降低血清胆固醇，改善脂质代谢。经动物和人体实验证实，低聚果糖具有如下生理功能：为双歧杆菌等有益菌所利用，即只增殖 10~100 倍，对双歧杆菌（致病菌）具有双向调节之功效。人体摄入低聚果糖后，体内有益菌群双歧杆菌的数量可抑制外源致病菌和肠内固有腐败细菌如沙门氏菌等生长繁殖，减少肠内腐败物质的生长和积累，促进肠道蠕动，防止便秘和腹泻。低聚果糖是一种优良的水溶性膳食纤维，能有效降低血清胆固醇、甘油三脂、游离脂肪酸的数量，对于因血脂高而引起的高血压、动脉硬化等一系列心血管疾病有较好的改善作用。低聚果糖在大肠内被细菌发酵生成 L—乳酸，可以溶解钙、镁、铁等矿物质，促进人体对矿物质的吸收。

三、抗氧化的代表性食材

紫苏

紫苏子有效成分是紫苏子油，α-亚麻酸，可增强学习记忆功能，降血脂、降血压、有抑制血小板聚集抗氧化、抗癌作用。

桑葚

早在两千多年前，桑葚已是中国皇帝御用的补品。现代研究证实，桑葚果实中含有丰富的活性蛋白、维生素、氨基酸、胡萝卜素、矿物质等成分，其营养是苹果的 5~6 倍，是葡萄的 4 倍，具有多种功效，被医学界誉为"二十一世纪的最佳保健果品"。祖国医学认为，桑葚性味甘寒，具有补肝益肾、生津润肠、乌发明目等功效。

桑葚有改善皮肤（包括头皮）血液供应，营养肌肤，使皮肤白嫩及乌发等作用，并能延缓衰老。

桑葚可以明目，缓解眼睛疲劳干涩的症状。

桑葚具有免疫促进作用。桑葚对脾脏有增重作用，对溶血性反应有增强作用，可防止人体动脉硬化、骨骼关节硬化，促进新陈代谢、延缓衰老。

桑葚可以促进血红细胞的生长，防止白细胞减少，并对治疗糖尿病、贫血、高血压、高血脂、冠心病、神经衰弱等病症具有辅助功效。

桑葚具有生津止渴、促进消化、帮助排便等作用，能促进胃液分泌，刺激肠蠕动及解除燥热。

桑葚具有调节免疫，促进造血细胞生长、抗诱变、抗衰老、降血脂、护肝等保健作用。

桑葚对男人的好处有补肝益肾、改善生殖亚健康。

蓝莓

蓝莓，含有维生素、蛋白质、花青素、食用纤维等多种营养成分，具有很好的保健功效，尤其适宜心脏病患者食用。

蓝莓含有大量的果胶和维生素C，可以有效地降低胆固醇，促进心血管健康。蓝莓富含花青素，具有抗视力退化、抗动脉硬化和血栓形成的作用，还有助于改善睡眠质量，减少过敏和过敏反应等。蓝莓还含有一种紫檀芪，是一种抗氧化剂和抗炎剂，被称为果蔬中"第一号抗氧化剂"，有助于保护细胞，避免受过氧化物的破坏，还有防止功能失调、改善短期记忆、提高老年人的平衡性和协调性等作用。

四、清肝明目代表性食材

枸杞子

枸杞子用于治疗肝肾虚损，精血不足，腰膝酸软，头昏耳鸣，遗精，不孕；肾虚精亏，消渴口干，尿频舌红；精血不能上济于目，眼目昏花，视力减退。

枸杞子含有枸杞多糖、单糖、甜菜碱、脂肪酸、蛋白质和多肽、维生素 B_1、维生素 B_2、维生素 C、18 种氨基酸（含 8 种必需氨基酸）、微量元素（钙、锌、镁、铁、锰、磷等）。枸杞中胡萝卜素含量显著高于水果蔬菜，还含有维生素 E、维生素 D、磷脂及硒等成分。

药理学研究证实，枸杞子可调节机体免疫功能，能有效抑制肿瘤生长和细胞突变，具有延缓衰老、抗脂肪肝、调节血脂和血糖等方面的作用。因此，枸杞子对糖尿病、血脂异常症、肝功能异常、胃炎等都有一定的治疗作用。

枸杞子含有丰富的胡萝卜素、维生素 A、B_1、B_2、C 和钙、铁等眼睛保健的必需营养，故擅长明目，所以俗称"明眼子"。枸杞子可治疗肝血不足、肾阴亏虚引起的视物昏花和夜盲症。

枸杞有提高机体免疫力的作用，可以补气强精、滋补肝肾、抗衰老、止消渴、暖身体、抗肿瘤。

枸杞具有降低血压、血脂和血糖的作用，能防止动脉粥样硬化，保护肝脏，抑制脂肪肝，促进肝细胞再生。

决明子

决明子清热明目，润肠通便。用于目赤涩痛，羞明多泪，头痛眩晕，目暗不明，大便秘结。归肝、肾、大肠经。有减肥之功效。治风热赤眼、青盲、雀目、高血压、肝炎、肝硬化腹水、习惯性便秘。

1. 用于目赤肿痛、羞明多泪、青盲内障等症。目赤肿痛，羞明多泪等症，系肝火上扰，或风热上壅头目所致。决明子既能清泄肝胆郁火，又能疏散风热，为治目赤肿痛要药。

2. 青盲内障，多由肝肾不足所引起。决明子清肝而明目。

3. 润肠通便作用，能治疗大便燥结。

4. 近年来临床上又用于治疗高血压病而呈现肝阳上扰、头晕目眩等证候者，失眠症的致病之本在于肾虚，致病之标在于血瘀。

菊花

菊花是常用中药，具有疏风、清热、明目、解毒之功效。主要治疗头痛、眩晕、目赤、心胸烦热、疔疮、肿毒等症。现代药理研究表明，菊花具有治疗冠心病、降低血压、预防高血脂、抗菌、抗病毒、抗炎、抗衰老等多种药理活性。

菊花能入药治病，久服或饮菊花茶能令人长寿。宋代诗人苏辙："南阳白菊有奇功，潭上居人多老翁"。

菊花主要分为白菊、黄菊、野菊，黄、白两菊，都有疏散风热、平肝明目、清热解毒的功效。白菊花味甘、清热力稍弱，长于平肝明目；黄菊花味苦，泄热力较强，常用于疏散风热；野菊花味甚苦，清热解毒的力量很强。野菊花的茎、叶，功用与花相似，无论内服与外敷，都有功效。桑叶与菊花，均能疏散风热，清泄肺肝，故在外感风热、发热头痛及目赤肿痛等症，两药往往相辅为用。

菊花不仅具有很好的药用价值，而且药食兼优，有良好的保健功效。

菊花酒：由菊花加糯米、酒曲酿制而成，古称"长寿酒"，其味清凉甜美，有养肝、明目、健脑、延缓衰老等功效。

菊花粥：将菊花与粳米同煮制粥，濡糯清爽，能清心、除烦、悦目、去燥。

菊花茶：用菊花泡茶，气味芳香，可消暑、生津、祛风、润喉、养目、解酒。

菊花糕：把菊花拌在米浆里，蒸制成糕，或用绿豆粉与菊花制糕，具有清凉去火的食疗效果。

菊花膏：以鲜菊花加水煎熬，滤取药汁并浓缩，兑入炼好的蜂蜜，制成膏剂，具有疏风清热、明目之效用。

菊花枕：将菊花瓣阴干，收入枕中，对高血压、头晕、失眠、目赤有较好疗效。

五、护肝代表性食材

余甘子

余甘子为一种常用藏药，与诃子、毛诃子三者在藏药中常被称为"三大果"。

余甘子果实中含维生素 C、维生素 B_1、维生素 B_2、胡萝卜素、维生素 A、维生素 PP 等，尤其富含维生素 C，其含量可达 0.6% ~ 0.92%，春季果实含量最高，有时甚至可达 1.82%，该含量是苹果维 C 含量的 160 倍，同时也是柑橘含量的 100 倍，仅次于水果维生素 C 之王的刺梨。

余甘子果实中含 17 种氨基酸，包括了人体所需的 8 种氨基酸，其氨基酸总含量达 185mg/100g，主要有谷氨酸、脯氨酸、天冬氨酸、丙氨酸、赖氨酸。

余甘子果实中含有多种微量元素，其含量比苹果丰富，主要有硒、锌、钙、磷、铁、钾等。

余甘子种子含脂肪酸 26%，主要包括：亚麻酸、亚油酸、油酸、硬脂酸、棕榈酸、肉豆蔻酸等。余甘子主治培根病、赤巴病、血病、高血压病等。近年研究结果表明，余甘子具有降血脂及抗动脉粥样硬化，抗炎，抗氧化，抗衰老，抗诱变、抗致畸，保肝，保护胃黏膜受损等作用。

余甘子果实提取物不论体内还是体外，均能够阻断强致癌物 N– 亚硝基化合物的合成，其阻断率在 90% 以上，比同浓度的 VC 高 3~5 倍，表明余甘子具有防癌作用。

枳椇子

李时珍《本草纲目》载："味甘，性平，无毒。有止渴除烦，去膈上热，润五脏，利大小便，功同蜂蜜。"

枳椇子中含有大量的葡萄糖、有机酸，既能扩充人体的血容量，又能解酒毒，故有护肝，醒酒安神的作用。

枳椇子含有大量水分、葡萄糖、有机盐、脂类物质，具有促进尿液排泄，加速肠道蠕动等作用，故能通利二便。

枳椇子中含有大量的钙和枳椇子皂甙，具有中枢抑制作用，能够抗惊厥，防止手足抽搐痉挛，可用来治疗风湿痹痛麻木之症，有祛风通络止痉作用。

来源：为鼠李科植物枳椇的带有肉质果柄的果实或种子。10~11 月果实成熟时采收，将果实连果柄一并摘下，晒干。或碾碎果壳，筛出种子，晒干。

别名：木蜜、树蜜、木饧、白石木子、蜜屈律、鸡距子、癫汉指头、枳棋、背洪子、兼穹、拐枣、天藤、还阳藤、木珊瑚、鸡爪子、鸡橘子、结留子、曹公爪、棘枸、白石枣、万寿果、鸡爪梨、甜半夜、龙爪、碧久子、金钩钩、酸枣、鸡爪果、枳枣、兼穹拐枣、转钮子、鸡脚爪、万字果、橘扭子、九扭、金约子。

功效作用　治酒醉，烦热，口渴，呕吐，二便不利。

【各家论述】

①《荆楚岁时记》："辟虫毒。"

②《唐本草》："主头风，小腹拘急。"

③《本草拾遗》："止渴除烦，润五脏，利大小便，去膈上热，功用如蜜。"

④《滇南本草》："治一切左瘫右痪，风湿麻木，能解酒毒；或泡酒服之，亦能舒筋络。小儿服之，化虫，养脾。"

⑤《滇南本草图说》："补中益气。痰火闭结于胸中，用此可解。"

⑥《纲目》："止呕逆。"

【附方】

①治饮酒多发积，为酷热蒸熏，五脏津液枯燥，血泣小便并多，肌肉消烁，专嗜冷物寒浆：枳椇子二两，麝香一钱。为末，面糊丸，如梧子大。每服三十丸，

空心盐汤吞下。(《世医得效方》，枳椇子丸)

②治酒色过度，成劳吐血：拐枣四两，红甘蔗一根。炖猪心肺服。(《重庆草药》)

③治小儿惊风：枳椇果实一两。水煎服。

④治手足抽搐：枳椇果实五钱，四匹瓦五钱，蛇莓五钱。水煎服。

⑤治小儿黄瘦：枳椇果实一两。水煎服。(③方以下出《湖南药物志》)

六、补肾代表性食材

黄精

黄精治疗阴虚劳嗽，肺燥咳嗽，脾虚乏力，食少口干，消渴，肾亏腰膝酸软，阳痿遗精，耳鸣目暗，须发早白，体虚羸瘦，风癞癣疾。黄精具有降血压，降血糖，降血脂，防止动脉粥样硬化，延缓衰老和抗菌等作用，黄精多糖具有免疫激活作用。

肉桂

肉桂主治肾阳不足，畏寒肢冷，腰膝酸软，阳痿遗精，宫冷不孕，小便不利或尿频、遗尿，短气喘促，浮肿尿少；脘腹冷痛，食少便溏；命门火衰，火不归原，上热下寒，面赤足冷，头晕耳鸣，口舌糜烂；虚寒腰痛，寒湿痹痛，寒疝，痛经经闭，产后瘀滞腹痛，阴疽流注，痈疡脓成不溃，或溃后不敛。具有温肾助阳，引火归原，散寒止痛，温经通脉的功效。

桂皮含有挥发油，油中主要成分为桂皮醛、少量乙酸桂皮酯，桂皮酸和肉桂醇 D1、D2 等。这些成分有促进唾液和胃液分泌及增进消化的作用。有温肾补肾、祛寒去痛的作用。

肉桂适合人群：阴虚火旺、里有实热，血热妄行者。另，孕妇禁服。

肉桂食疗作用：肉桂味辛、甘，性热；归肾、心、脾、肝经；香辣气厚，降而兼升，能走能守。

葛根

野葛根含有丰富的葛根素、荀根素本糖甙、大豆异黄酮、大豆甙元、氨斟酸、微量元素、三萜类物质碱等对人体有益的重要生物活性物质。具有滋补营养，养颜护肤，延缓衰老，改善骨质疏松，调节雌激素水平，清除体内垃圾，以及改善循环、降脂减肥、调节血压等多种保健功能，对呵护女性青春，更显得尤为重要。

葛根能提高肝细胞的再生能力，恢复正常肝脏机能，促进胆汁分泌，防止脂肪在肝脏堆积；促进新陈代谢，加强肝脏解毒功能，防止酒精对肝脏的损伤；强化肝胆细胞自身免疫功能，抵抗病毒入侵。

对高血脂形成的冠状动脉硬化，可通过改善心肌缺血状态，防治冠心病、心绞痛、心肌梗塞等心血管疾病。

对高血脂形成的脑动脉硬化，可通过改善脑缺血状态，防治脑梗塞、偏瘫、血管性痴呆等脑血管疾病。

葛根具有防癌抗癌和雌激素样作用，可促进女性丰胸养颜，尤其对中年妇女和绝经期妇女养颜保健作用明显。

葛根的药用价值极高，素有"亚洲人参"之美誉。

七、壮骨代表性食材

牡蛎

《本草纲目》记载：牡蛎，化痰软坚，清热除湿，止心脾气痛，痢下，赤白浊，消疝瘕积块，瘿疾结核。

牡蛎有"海底牛奶"美称，含18种氨基酸、肝糖和钙、磷等营养成分，有助于提高机体免疫力。牡蛎富含核酸，核酸在蛋白质合成中起重要作用，有助于延缓皮肤老化，减少皱纹的形成；所含的碳酸钙，具有收敛、制酸、止痛等作用，有利于胃及十二指肠溃疡等病症的愈合。牡蛎还有益智健脑、益胃生津、强筋健骨、细肤美颜、延年益寿等保健功效。牡蛎与海带搭配，可以滋养补虚、软坚散结，适用于小儿体虚，阴虚潮热盗汗，心烦不眠等。

胶原蛋白

骨骼中有机物的70%~80%是胶原蛋白。骨骼生成时，首先必须合成充足的胶原蛋白纤维来组成骨骼的框架。因此，有人称胶原蛋白为骨骼中的骨骼。胶原纤维具有强大的韧性和弹性，倘若把一根长骨比拟成一根水泥柱子，那么胶原纤维就是这根柱子的钢筋框架，而胶原蛋白的缺乏，就像建筑物中使用了劣质钢筋，折断的危险就在旦夕。

胶原蛋白能使得钙质与骨细胞结合，不致流失。骨骼中的胶原蛋白流失时会使得骨中钙量也降低，此时只增加钙摄取量的话，也不易改善这种骨质疏松的现象，因为钙无法在骨中保住，多吃钙也会流失，主要由于胶原蛋白量已减少。所以要保住骨本，可由食物中摄取或是以胶原蛋白保健食品来补充。真皮中胶原蛋白与弹性蛋白含量比例为 45∶1 左右，而骨骼中胶原蛋白含量约占 20%，在皮肤与骨中，胶原蛋白都是主要蛋白质成分，以骨中总蛋白质量来计算的话则有 80%是胶原蛋白。因为含有胶原蛋白，所以骨骼与牙齿在坚硬的同时还带有弹性。

阿胶

阿胶与人参、鹿茸并称"滋补三大宝"，滋阴补血，延年益寿。

阿胶的原产地是山东"东阿"，由于历史原因，东阿县治多有变迁，因此阿胶原产地应为"泛东阿区"。

性味归经：甘，平，入肺、肝、肾经。功能：滋阴润肺，补血止血，定痛安胎。主治：血虚萎黄，眩晕心悸，为治血虚的主药。对吐血、便血、崩漏、阴虚咳嗽、虚烦不眠、阴虚发热等都可应用。

早在两千多年前，药物学专著《神农本草经》就把阿胶列为上品，认为它是滋补佳品，且适宜于久服。

阿胶的滋补作用主要有：

1. 强筋健骨

阿胶能补血生津，血能养筋，津液能润滑关节，充实骨髓、脊髓、脑髓，故能强筋健骨，流利关节，增加抗风湿能力。阿胶能祛除骨关节疾病，提高运动功能，是先人长期实践的经验总结。

2. 增强体质

阿胶有滋阴养血的功能。中医所说的阴，指的是机体的主要物质成分。现代实验显示，阿胶能显著增强实验动物的耐力，有显著的抗疲劳作用。

3. 强心补肺

中医认为心主血，心的功能需要血的充养。阿胶为补血要药，经常服用阿胶，可以增强心功能。

4. 美肤养颜

阿胶具有滋阴补血、补肺润燥的功能，所以更有利于滋润肌肤，美容养颜，历来被作为女性美容佳品。

5. 善治血症

贫血可表现为疲倦无力、面色苍白、心慌气短、失眠头晕等，检查可见外周血液中血红蛋白量、红细胞数和血细胞比容低于正常。据现代药理研究，阿胶具有提高红细胞数和血红蛋白量，促进造血功能的作用。

八、助眠代表性食材

龙眼 岭南佳果——龙眼

《本草汇言》记载：龙眼，甘温而润，恐有滞气，如胃热有痰有火者，又非所宜。

龙眼含有葡萄糖、蔗糖、蛋白质、B族维生素、维生素C，及磷、钙等营养成分，可以养血安神、润肤美容等。

龙眼具有多重作用：

1. 益气补血，增强记忆：桂圆（龙眼干）含丰富的葡萄糖、蔗糖及蛋白质等，含铁量也较高，可在提高热能、补充营养的同时，又能促进血红蛋白再生以补血。实验研究发现，桂圆肉（龙眼干）除对全身有补益作用外，对脑细胞特别有益，能增强记忆，消除疲劳。

2. 安神定志：桂圆（龙眼干）含有大量的铁、钾等元素，能促进血红蛋白的再生以治疗因贫血造成的心悸、心慌、失眠、健忘。桂圆（龙眼干）中含尼克酸高达2.5毫克（每100克），可用于治疗尼克酸缺乏造成的皮炎、腹泻、痴呆，甚至精神失常等。

3. 龙眼含有抗衰老活性成分：我国药学专著《神农本草经》中记载了龙眼有轻身不老之功。

4. 抗菌，抑制癌细胞：动物实验表明，桂圆（龙眼干）对 JTC — 26 肿瘤抑制率达90%以上，对癌细胞有一定的抑制作用。临床给癌症患者口服桂圆粗制浸膏，症状改善90%，延长寿命效果约80%。

5. 降脂护心，延缓衰老：桂圆肉（龙眼干）可降血脂，增加冠状动脉血流量。对与衰老过程有密切关系的黄素蛋白——脑 B 型单胺氧化酶（MAO — B）有较强的抑制作用。

酸枣仁

性味：甘、平。归经：心经；脾经；肝经；胆经。

功能：宁心安神；养肝；敛汗。

酸枣仁治心气亏虚，神志不守，恐怖惊惕，常多恍惚，易于健忘，睡卧不宁，梦涉危险，一切心疾。

莲子

古人说，吃莲子能返老还童、长生不老。这一点固不可信，但关于其在养心安神、健脑益智、消除疲劳等方面的药用价值，历代医药典籍多有记载。比如在《神农本草》《木草拾遗》《本草纲日》《本卓备要》中都有据可查。

莲子含有大量淀粉、生物碱及丰富的钙、磷、铁等矿物质和多种维生素，具有防癌抗癌、降血压、强心安神等保健效果。莲子所含的棉子糖，是老少皆宜的滋补品，可用于久病、产后、老年体虚者；莲子碱有平抑性欲的作用，对于青年人梦多，遗精频繁或滑精者，有良好的止遗涩精的作用。带心莲子能清心火，祛除雀斑。

莲子营养十分丰富，除含有大量淀粉外，还含有 β–谷甾醇、生物碱及丰富的钙、磷、铁等矿物质和维生素。每 100 克莲子含钙 89 毫克，含磷量可达 285 毫克，钾元素虽然不足 2.1 毫克，但在所有动、植物食品中却位居榜首。

九、降三高代表性食材

桑叶

性味归经：味甘，苦；性寒。归肺、肝经。富含稀有元素有机硒、锗，是天然的强抗氧化剂，可清除体内自由基，使蓄积在人体内的毒素和废物被氧化，增加血液中的含氧量，促进新陈代谢和微循环。对于治疗高血脂、高血糖、脂肪肝、冠心病、高血压，甲、乙型肝炎以及癌症术后放化疗病人的康复有非常好的辅助作用。

白果

白果，又称银杏，中药材的一种，是营养丰富的高级滋补品。白果中含蛋白质、碳水化合物、脂肪、维生素 C、核黄素、胡萝卜素，及钙、磷、铁、硒、钾、镁等多种微量元素，8 种氨基酸，具有很高的食用价值、药用价值、保健价值，对人类健康有神奇的功效。

白果含有白果酸、白果酚，有杀菌抑菌的作用，可用于辅助治疗呼吸道感染等疾病；白果仁中的黄酮甙、苦内酯对脑血栓、老年痴呆症、高血压、高血脂、冠心病、动脉硬化等疾病，有一定的预防和保健功效。白果还有收敛除湿的功效，可以辅助治疗赤白带下、小便白浊、小便频数等。白果还有助于滋阴养颜，抗衰老，扩张微血管，促进血液循环。

银杏还可以保护肝脏，减少心律不齐，防止过敏反应中致命性的支气管收缩，还可以用于治疗哮喘、移植排异、心肌梗塞、中风、器官保护和透析。

沙棘

沙棘是一种含有多种维生素、多种微量元素、多种氨基酸和其它生物活性物质的药用食物。沙棘是地球上生存超过两亿年的植物；沙漠和高寒山区的恶劣环境中能够生存的植物；"地球癌症"——砒砂岩地区唯一能生长的植物；完全在无污染环境中生长的绿色植物；世界植物群体中公认的维 C 之王；一个被中国中医药典和世界药典广泛收录的植物；被国家卫生部确认为药食同源的植物。

沙棘的根、叶、花、果、籽均可入药，特别是果实含有人体不能合成的、人的身心健康不可少的多种维生素，其享有"世界植物之奇"、维生素宝库之称。

沙棘果和油具有很高的药用价值。果实中含有异鼠李素及其糖甙、槲皮素、山奈酚等 7 种黄酮物质，可降低胆固醇，缓解心绞痛发作，还有防治冠状动脉粥样硬化性心脏病的作用；有祛痰、止咳、平喘和治疗慢性气管炎的作用；能治疗胃和十二指肠溃疡以及消化不良等，对慢性浅表性胃炎、萎缩性胃炎、结肠炎等病症疗效显著。

沙棘中 SOD 活性成分丰富，每克沙棘鲜果 SOD 含量达到 2746.0 个酶单位，其含量是人参的 4 倍。它可以阻断因体内物质过氧化产生的自由基，而这种自由基与人体衰老、疾病的发生密切相关。

沙棘果实营养丰富，据测定，其果实中含有多种维生素、脂肪酸、微量元素、亚油素、沙棘黄酮、超氧化物等活性物质和人体所需的各种氨基酸。其中维生素 C 含量极高，每 100 克果汁中，维生素 C 含量可达到 825~1100 毫克，是猕猴桃的 2~3 倍，素有维生素 C 之王的美称。

沙棘最有价值的提取物之一的就是沙棘油，沙棘油中含有 206 种对人体有益的活性物质，其中有 46 种生物活性物质，含有大量的维生素 E、维生素 A、黄酮等，具有抗疲劳、增强机体活力及抗癌等特殊药理性能，可保护和加速修复胃黏膜、增加肠道双歧杆菌的药性。

十、降糖代表性食材

玉竹

玉竹味甘多脂，质柔而润，是一味养阴生津的良药。玉竹中所含的维生素 A，可改善干裂、粗糙的皮肤状况，使之柔软润滑，起到美容护肤的作用。

玉竹含有的甾甙具有促进实验动物抗体生成，提高巨噬细胞的吞噬百分数和吞噬指数，促进干扰素合成，抑制结核杆菌生长，降血糖，降血脂，缓解动脉粥样斑块形成的作用，可使外周血管和冠脉扩张，延长耐缺氧时间，有强心、抗氧化、抗衰老等作用。

苦瓜

《滇南本草》记载：治丹火毒气，疗恶疮结毒，或遍身已成芝麻疔疮疼难忍；泻六经实火，清暑，益气，止渴。

苦瓜又名凉瓜，含有的苦瓜甙和苦味素能增进食欲、健脾开胃；苦瓜还被誉为"脂肪杀手"，能使摄取的脂肪和多糖减少，苦瓜还有良好的美容润肤功效，尤其适合肥胖、糖尿病、高血脂者食用。

苦瓜中含有苦瓜多肽类物质，这种物质能够快速降低血糖，并且可以预防和改善糖尿病及其并发症，具有调节血脂、提高免疫力的作用。苦瓜还有清凉消暑、解毒明目等作用。

苦瓜还含维生素 C，具有预防坏血病，保护细胞膜，防止动脉粥样硬化，提高机体应激能力、保护心脏等作用。

山药

《本草正》记载：能健脾补虚，滋精固肾，治诸虚百损，疗五劳七伤。《本草纲目》载：益肾气，健脾胃，止泄痢，化痰涎，润皮。

山药又名薯蓣，营养丰富，含有维生素、氨基酸、蛋白质等多种营养成分，自古以来就被视为补虚佳品。

山药含有大量的黏液蛋白、维生素及微量元素，可以有效地阻止血脂在血管壁的沉淀，预防心血管疾病，还有助于益智安神、延年益寿等；含有的氨基酸及矿物质，可以防治人体脂质代谢异常及动脉硬化等，对增强人体免疫力、益心安神、降低血糖等有一定的帮助。糖尿病、腹胀、病后虚弱、慢性肾炎、长期腹泻者宜食用山药。

山药含有多种营养素，有强健机体，滋肾益精的作用。大凡肾亏遗精，妇女白带多、小便频数等症，皆可服之。

山药含有皂甙、黏液质，有润滑，滋润的作用，故可益肺气，养肺阴，治疗肺虚痰嗽久咳之症。

十一、健脑益智代表性食材

益智

益智含有桉油精、4-萜品烯醇、α-松油醇、β-榄香烯、α-依兰油烯、姜烯、绿叶烯等17种成分。从所含油精（0.7%）中可分出蒎烯、1，8-桉叶素、樟脑、姜醇等。益智尚含有多种微量元素、丰富的B族维生素以及17种氨基酸，其中锌、锰、维生素B_1、维生素B_2、谷氨酸及天门冬氨酸含量最高，高于一般补阳药。

益智的提取化合物可以用来治疗性功能障碍和健忘，对身心疾病也具有预防和治疗作用，属于安全有效的功能改善药，对学习记忆障碍有改善作用。

益智温而不热，暖而不燥，补而不峻，涩而不泄，有缓和之性，很适合长期从事脑力劳动者和体质虚弱者作为健脑益智和延缓衰老，益寿延年之品服用。

白果

白果又称银杏，是营养丰富的高级滋补品，含有粗蛋白、粗脂肪、还原糖、核蛋白、矿物质、粗纤维及多种维生素等成分。据研究：每100g鲜白果中含蛋白质13.2g，碳水化合物72.6g，脂肪1.3g，且含有维生素C、核黄素、胡萝卜素及钙、磷、铁、硒、钾、镁等多种微量元素，8种氨基酸，具有很高的食用价值、药用价值、保健价值，对人类健康有神奇的功效。

白果果仁含有多种营养元素，除淀粉、蛋白质、脂肪、糖类之外，还有维生素C、核黄素、胡萝卜素、钙、磷、铁、钾、镁等微量元素，以及银杏酸、白果酚、五碳多糖、脂固醇等成分。白果具有益肺气、治咳喘、止带虫、缩小便、平皱皱、护血管、增加血流量等食疗作用和医用效果。根据现代医学研究，白果还具有通畅血管、改善大脑功能、延缓老年人大脑衰老、增强记忆能力、治疗老年痴呆症和脑供血不足等功效。除此以外，白果还可以保护肝脏、减少心律不齐、防止过敏反应中致命性的支气管收缩，还可以用于治疗哮喘、移植排异、心肌梗塞、中风以及器官保护和透析。

经常食用白果，可以滋阴养颜抗衰老，扩张微血管，促进血液循环，使人肌肤、面部红润，精神焕发，延年益寿，是老幼皆宜的保健食品和款待国宾上客的特制佳肴。种仁中的黄酮甙、苦内脂对脑血栓、老年性痴呆、高血压、高血脂、冠心病、动脉硬化、脑功能减退等疾病还具有特殊的预防和治疗效果。

十二、防癌代表性食材

茯苓

茯苓含茯苓多糖、葡萄糖、蛋白质、氨基酸、有机酸、脂肪、卵磷脂、腺嘌呤、胆碱、麦角甾醇、多种酶和钾盐。

茯苓性味甘、淡、平,入心、肺、脾经。具有渗湿利水,健脾和胃,宁心安神的功效。可治小便不利,水肿胀满,痰饮咳逆,呕逆,恶阻,泄泻,遗精,淋浊,惊悸,健忘等症。

茯苓利水渗湿,而药性平和,利水而不伤正气,为利水渗湿要药,用于小便不利,水肿等症。

茯苓既能利水渗湿,又具健脾作用,用于治疗痰饮咳嗽,痰湿入络,肩背酸痛,对于脾虚不能运化水湿,停聚化生痰饮之症,具有治疗作用。

茯苓能养心安神,故可用于心神不安、心悸、失眠等症。

茯苓有镇静及保护肝脏、抑制溃疡的发生、降血糖、抗放射等作用。

茯苓多糖有明显的抗肿瘤作用,常用于治疗食管癌、胃癌、肝癌、鼻咽癌、舌癌、乳腺癌、膀胱癌、肺癌、溃疡性黑色素瘤等癌瘤中属脾虚湿盛、痰饮内停、湿热壅结者。

有的国家将茯苓作为海军常用药物及滋补品的原料。

小蓟

性味归经:甘、苦,凉。归心、肝经。

功能主治:凉血止血,祛瘀消肿。用于衄血,吐血,尿血,便血,崩漏下血,外伤出血,痈肿疮毒。

小蓟全株含胆碱、儿茶酚胺类物质、皂甙、生物碱等成分。

小蓟能收缩血管、缩短凝血时间,有兴奋心脏、升压、抗突变、抗菌作用。

香菇

香菇是一种高蛋白、低脂肪、低热量的菌类,香菇中含有 10 多种易被人体吸收的氨基酸和 30 多种酶,是老年人补充氨基酸的最佳食物之一。香菇中还含有大量的钙、磷,对防治佝偻病有一定的作用。此外,香菇还能提高人体免疫力。

香菇可降压减脂、增加食欲、化痰理气、健脾利湿，是肝病及肝癌患者保健的食疗佳品。

香菇含有蛋白质、B族维生素、维生素E、维生素C及人体所需的各种氨基酸等多种营养成分，对保持人体的精力和脑力大有益处，还有抑制肿瘤生长的作用。

第九章　中医清调养防慢病养生理论

长寿养生　源远流长

追溯：饮食疗法

远古时代，神农氏遍尝百草，这是最早的利用草药解救疾困的记录。

《饮膳正要》是世界最早的饮食卫生与营养学经典著作，提出了利用饮食可治疗疾病的食疗法。美国哈佛大学医学博士鲍格尔提出了体液酸碱论："人类80%的疾病都与免疫机能的退化和体液酸碱失调有关"。

发展：细胞健康理论

开辟人类健康研究新历程。德国病理学家菲尔肖在研究结缔组织的基础上提出"一切细胞来自细胞"的名言，并且创立了细胞病理学。

1912年诺贝尔医学奖得主Dr.Alexis Carrel的细胞健康理论："人若想要健康，首先要确保所有细胞的健康。"

1954年莱纳斯·鲍林指出，预防细胞的病变要从改善细胞的营养做起，并因此获得诺贝尔奖。

现代：全面健康论

公元前12世纪希腊人毕达哥拉斯提出健康平衡论，他指出人体甚至整个天体就是一种平衡和谐的存在体。

老子认为身体平衡和谐是健康的最好方法。适者有寿、仁者无敌，并提出了"人法地，地法天，天法道，道法自然"的经典理念。

现代西医之父希波克拉底指出：最好的医生就是你自己，最好的医生就在人体内，它就是健康的免疫系统。

中医清调养防慢病养生理论

中国传统养生哲学认为，木、火、土、金、水五行之间存在着相生和相克的"生克制化"的联系，从而维持着人体生理的协调平衡。

中医整体平衡养生法是根据各种不同证候进行分析归纳，以明确疾病的病因病机，以及疾病所在部位（在脏在腑、在表在里）、性质（属寒属热、属虚属实），然后辨证分类，结合五行元素的变化规律与五脏、五季、五个时辰的变化关系，调理气机，使人的阴阳五行顺应自然规律而正常运行，从而达到外避虚邪、内养神气、增强体质、预防疾病的作用。

中华养生精髓《黄帝内经》提到："圣人不治已病，治未病；不治已乱，治未乱……"，并总结出"清调养防"是一种有病干预、无病强身的"上工治未病"的慢病养生理论，重在有病防变、无病防患。

现代中医在融合世界健康科技的基础上，结合传统中医养生科学，创造性地提出了系统全面的"清调养防"慢病养生理论。"清调养防"慢病养生理论，从细胞层面着手改善人体机能，"清"毒垢，"调"五脏，"养"元气，"防"疾患，全面修复细胞内环境，直达细胞深层，排出体内新陈代谢和生命活动中产生并停滞在脏腑的毒垢，如胆固醇、甘油三酯、脂质颗粒、食物和药物的残留毒素，从而使体内细胞处于零负荷、正常工作的状态，恢复细胞正常机能，进而全面提高人体代谢能力、吸收和自愈能力，帮助抵御疾病，获得稳固的健康。

"清调养防"全面调节机能，滋养脏腑

中医的核心观点是"上工治未病"。中医强调疾病不是一两天就得的，疾病其实是很久以前就隐藏在体内，只不过是没积累到一定程度，没有爆发而已。比如说糖尿病、肝胆病、心血管病、癌症等这些威胁生命的重大疾病就是长期积累而成。另外，我们身体里很多器官的耐受力是很强的，比如说肝脏、肾脏、胆和脾都能带病工作，可是一旦发病，那就是很严重的程度了，换句话来说，那就已经很危险了。所以，我们看着很多人好像没病，其实疾病的隐患已经在他的体

内潜藏了很久，三年、五年甚至更长。因此，我们说能够现在将体内残留的毒垢排除干净，就是在排除你以后身体患病包括大病的隐患。

随着社会经济文化的发展和人民生活水平的提高，现代社会自然环境、社会环境、人们生活方式、人类健康和疾病状态表现等方面发生了巨大变化，人们的健康受到越来越严峻的挑战。

虽然医疗技术手段在不断进步，但许多疾病依然难以根治，高血压、糖尿病、肥胖、恶性肿瘤、心脑血管疾病等慢性病已成为世界上首要的死亡原因。

清调养防慢病养生理论以中国传统五行养生理论为基础，旨在清除血液和五脏中残留的毒素，通达五经，调理五脏细胞机能。其次，通过摄入营养，滋养五脏，补充心、肝、脾、肺、肾大循环元气，恢复细胞自愈力与修复能力，全面提升五脏功能，以战胜疾病。